OBSERVATIONS

SUR

LES AFFECTIONS CATARRHALES.

OBSERVATIONS

SUR

LES AFFECTIONS CATARRHALES

EN GÉNÉRAL,

ET PARTICULIÈREMENT SUR CELLES CONNUES SOUS LES NOMS DE *RHUMES DE CERVEAU* ET DE *RHUMES DE POITRINE;*

PAR P. J. G. CABANIS,

Docteur en Médecine, Membre du Sénat, de l'Institut national, de l'Ecole et Société de Médecine de Paris, de la Société Américaine, de celle de Médecine de Bruxelles, etc.

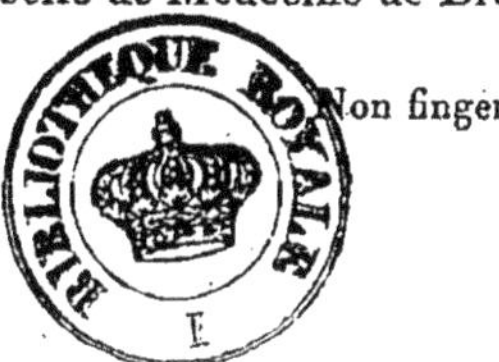

Non fingendum, sed inveniendum.
Bac.

A PARIS,

Chez CRAPART, CAILLE et RAVIER, Libraires, rue Pavée-Saint-André-des-Arcs, n° 17.

1807.

AVERTISSEMENT.

L'ÉCRIT suivant a pour objet de présenter
le résultat d'une suite d'observations, com-
mencées depuis plus de vingt-cinq ans. Je
l'ai resserré dans le moins de pages qu'il m'a
été possible, sachant trop, par ma propre
expérience, combien la patience et le temps
des lecteurs ont besoin d'être ménagés ; j'ai
seulement tâché d'être clair, ce qui me paraît encore plus indispensable que d'être
précis.

Cet écrit ne peut rien apprendre aux
maîtres de l'art ; il ne peut intéresser en
aucune manière ceux qui cherchent de savantes théories ; il n'est pas fait pour les
gens du monde ; car la lecture des livres de
médecine-pratique leur est toujours nuisible, soit pour eux-mêmes, soit pour les
personnes qu'ils se jugent en droit de dro-

guer à leur fantaisie : Il ne convient et ne peut être utile qu'aux jeunes praticiens. J'espère qu'en effet il pourra leur suggérer quelques vues pour le traitement d'un genre de maladie qui se présente chaque jour, et dont, en général on néglige beaucoup trop de prévenir les dangereuses suites. Ceux qui se donneront la peine d'observer attentivement la nature, retrouveront sans doute les mêmes choses que j'ai vues ; car elle est uniforme dans sa marche : mais il n'est pas inutile de savoir d'avance ce qu'on doit regarder. Quand je n'aurais fait que leur épargner des tâtonnemens, je serais suffisamment récompensé d'un faible travail ; et mon but serait rempli.

COURTES OBSERVATIONS

SUR

LES AFFECTIONS CATARRHALES,

Et particulièrement sur celles qui sont connues sous les noms de RHUMES DE CERVEAU *et de* RHUMES DE POITRINE.

Non fingendum, sed inveniendum.
.Bac.

~~~~~~~~~~~~~~~~

Les anciens médecins n'avaient point ignoré quel rôle important les affections catarrhales jouent parmi les maladies dont peut être attaqué le corps humain ; et ils avaient tracé pour leur traitement, des plans sages et fondés sur l'observation. Ils s'étaient fait, il est vrai, sur ce qu'ils appelaient le catarrhe, des vues théoriques, erronnées à plusieurs égards ; car il est impossible d'admettre avec eux qu'il a sa source dans le cerveau ; qu'il dépend d'une intempérie à laquelle certaines circonstances rendent ce viscère spécialement sujet ; enfin, qu'il découle
~~~~~~~~~~~~~~~~

de la cavité du crâne, pour se porter de là, sur diverses parties du corps plus ou moins éloignées de cette source primitive : mais ils avaient observé les causes occasionnelles et déterminantes de cette maladie, ses phénomènes caractéristiques, sa marche, sa terminaison, ses résultats, avec une sagacité et une exactitude qui ne se trouvent guère que dans les tableaux tracés par ces habiles observateurs.

A la renaissance de la médecine en Europe, leurs dogmes furent sans doute adoptés avec trop peu de choix et de critique. Les savantes mais illusoires théories de Galien sur les humeurs, détournèrent trop long-temps les meilleurs esprits, et même les plus grands admirateurs d'Hippocrate, de la véritable méthode hippocratique ; et les écoles, au lieu de s'attacher à l'étude réfléchie du premier de tous les livres, du seul fidèle, de la nature, que tous les autres doivent avoir seulement pour but de nous apprendre à mieux interroger, s'affermissaient d'autant plus dans leurs préjugés galéniques, qu'un futile appareil d'érudition et de raisonnemens subtils en rendait chaque jour le ridicule et l'absurdité de plus en plus méconnaissables à leurs yeux. Cependant, guidés par des observations très-sûres, quoique rapportées à de vaines doctrines, leurs plans de traitement étaient loin d'être aussi fautifs qu'on pourrait l'imaginer ; du moins les vices qu'on peut y reprendre avec raison, sont-ils étrangers à ceux des systêmes qui dominaient alors ; et plusieurs de ces mauvais théoriciens furent des praticiens sages et heureux.

L'habitude de fonder les vues de physiologie et de pratique, moins sur l'observation du corps vivant dans l'état de santé et de maladie, que sur des descriptions anatomiques le plus souvent muettes, comme le cadavre dont on les a tirées, et sur des idées mécaniques toujours séduisantes parce qu'elles sont faciles à saisir, et souvent dangereuses parce qu'on renonce avec peine à ce qu'on s'imagine voir et toucher distinctement : cette habitude, louable à d'autres égards, a fait rejeter par les modernes une foule de ces observations précieuses faites autrefois, que la prévention les empêche d'apercevoir ou de vouloir reconnaître dans la pratique , mais qui frappent tous les jours des yeux attentifs et libres de préjugés. Bordeu s'en était déja plaint à l'occasion du sujet même qui nous occupe ; et il crut pouvoir expliquer , par ses belles découvertes sur le système cellulaire , plusieurs faits qu'on avait rejetés comme faux , parce qu'ils étaient inex-plicables suivant ces idées étroites , où l'on ne sait concevoir et croire possible que ce dont on peut , pour ainsi dire , toucher au doigt , les causes et leur liaison avec les effets observés.

Au reste , mon dessein n'est point ici de faire de grands frais d'érudition pour défendre les idées des anciens sur le catarrhe et sur les différentes espèces de pituites , quoiqu'il ne fût peut-être pas difficile de trouver dans les auteurs les plus exacts , et quoique j'aie fait moi-même un assez grand nombre d'observations qui se rattachent bien mieux à ces idées , qu'à celles que la plupart des modernes ont cru devoir leur substituer. Mais je suis fort éloi-gné , je l'avoue , d'adopter des théories fondées sur quelques notions positives trop incomplètes ,

et tirées de sciences que les meilleurs praticiens
n'ont cultivées que d'une manière accessoire,
et que le premier de tous, sans aucune com-
paraison, le grand Hippocrate, ignorait presqu'entièrement.

Je ne suis cependant pas moins éloigné
d'écarter, avec les empiriques absolus, toute
vue théorique de la médecine-pratique : il serait même impossible de reconnaître dans les
faits qui se présentent, l'identité ou l'analogie
avec d'autres faits antérieurement connus, si
l'on n'avait point su lier les derniers par des
résultats communs, c'est-à-dire par des principes : mais il vaudrait mieux n'avoir absolument aucune théorie, que d'en adopter une
démentie par un certain nombre de faits régu-
liers, ou du moins de ne pas s'en servir avec
assez de réserve pour ne point méconnaître,
dans ceux qu'on observe pour la première fois,
les différences qui peuvent les distinguer de
ceux auxquels on imagine devoir les rapporter.
Ce que nous disons ici de la médecine est également applicable à toutes les sciences d'observation : quand on s'attache aveuglément à ce

qu'on appelle souvent, avec si peu de raison, *les principes*, on ne peut que rouler dans le cercle des erreurs; et les rapides progrès qu'ont faits, dans ces derniers temps, plusieurs branches de la physique, sont uniquement dus à ce que les meilleurs esprits parmi ceux qui les cultivent, soumettent chaque jour à l'expérience tous les principes que l'on a crus, ou que même on croit encore, les plus certains et les plus démontrés.

Quoique les causes des différentes espèces de flux, et les humeurs qui en forment la matière, soient bien plus différentes que ces espèces elle-mêmes, tous les flux en général sont assujettis à-peu-près aux mêmes lois; et par conséquent, ils sont liés par une théorie commune, aux yeux de l'observateur attentif. Cette théorie paraît avoir été entrevue par Hippocrate et par quelques autres anciens écrivains de médecine; mais elle n'a commencé à prendre une forme régulière qu'entre les mains de Stahl, qui en a rassemblé et organisé les dogmes épars, en croyant ne tracer peut-être que la seule histoire des flux hémorrhagiques : elle est devenue plus classique par les travaux de quelques médecins plus modernes, et notamment de Barthez, qui, dans un bon mémoire sur les fluxions, a eu pour objet de rapporter à quelques points simples, les observations les plus exactes faites sur cette matière, et dont l'écrit, sans avoir peut-être rempli complètement cet objet, me semble mériter l'attention particulière des praticiens.

Mais je ne traite point ici des fluxions en général ; leur domaine embrasse une foule de maladies absolument étrangères à celles dont je m'occupe, et celles-ci même, je n'entends les considérer avec quelque détail, que sous leurs deux formes les plus simples, auxquelles on a plus particulièrement conservé le nom du genre. D'ailleurs, toute théorie quelconque ne doit avoir, aux yeux du médecin philosophe, d'autre importance que celle d'aider la mémoire en liant les faits connus, et de les représenter rapidement à l'esprit pour diriger les raisonnemens d'induction que l'analogie suggère à l'aspect de tous les objets nouveaux.

Ainsi donc, sans plus long préliminaire sur

ce sujet, passons à l'histoire des faits qui s'y rapportent; car, dans tous les genres, ce sont toujours les faits qui doivent nous servir de guides; les idées générales théoriques en doivent être une expression abrégée, et les vues de traitement une conséquence directe et nécessaire dans un bon ordre de déduction.

Quelques écrivains modernes ont prétendu que les affections catarrhales étaient devenues plus fréquentes dans les derniers siècles. Thiery (1) sur-tout, dans la prévention, qui du reste ne lui est pas particulière, que l'espèce humaine se détériore physiquement de plus en plus, par les progrès même de la civilisation, s'est efforcé d'établir que ces affections n'étaient devenues communes que depuis le catarrhe épidémique et malin de 1510, dont Mézerai nous a laissé l'histoire, et que Vallériola rappelle en parlant de celui de 1577. Il est vrai qu'avant ce rhume de 1510, qui prit le nom de *coqueluche,* parce qu'il s'emparait de la tête, des épaules, du dos, des reins,

(1) Médecine Expérimentale.

et les couvrait comme un long *coqueluchon*, nous n'avons d'histoire régulière et complète d'aucune épidémie catarrhale. Il est également vrai qu'entre 1510 et 1577, on trouve encore celle de 1558, qui fut très-funeste ; puis viennent celle de 1580, que Bockelins, Suau, médecin de Paris, et quelques autres ont décrites avec beaucoup de soin ; et celle de 1591, dont parle Sennert, laquelle parcourut toute l'Allemagne. Enfin, sans nous arrêter aux catarrhes épidémiques du dix-septième siècle, nous les voyons se rapprocher en quelque sorte progressivement dans le dix-huitième, depuis celui de 1712, sur lequel Camérarius a fait une dissertation, jusqu'à ceux qui paraissent avoir régné dans presque toute l'Europe pendant les dernières années du même siècle et les premières du dix-neuvième. Je ne nie point ces faits, ils sont constans : mais je ne pense pas qu'on puisse les attribuer aux causes que Thierry leur assigne ; et je serais sur-tout bien éloigné d'admettre les conséquences qu'il a cru pouvoir en tirer.

Comment s'étonnerait-on que les anciens ne

nous aient point laissé d'histoires complètes
d'épidémies catarrhales, quand celles des autres
épidémies le sont elles-mêmes si peu, depuis
Hippocrate, jusqu'à la renaissance de la médecine en Europe, ou plutôt jusqu'au moment
où l'imprimerie eut établi des communications
promptes et régulières entre les savans des
différens pays ? Encore même les épidemies
d'Hippocrate n'offrent-elles que le tableau des
maladies qu'il avait observées dans telle ou
telle ville, et tout au plus dans un territoire
très-borné. On sait que de son temps, les re-
lations de pays à pays étaient peu faciles,
que les nouvelles parvenaient difficilement de
l'un à l'autre, et que personne n'était assez
au fait de ce qui se passait dans les pays même
les plus voisins du sien, pour en tracer un tableau général et fidèle. Les épidémies pestilen-
tielles étaient à-peu-près les seules dont la
terreur commune épiât soigneusement la première apparition, fît connaître rapidement au
loin les dangers, et suivît avec attention la
marche et les progrès. Je ne conclurais donc
pas du silence des anciens sur les épidémies

catarrhales, qu'elles sont une maladie nouvelle; et comme les causes que leur attribue Thiery, continuent d'agir avec une force toujours croissante, je suis d'autant moins porté à partager son opinion, que depuis le catarrhe de 1510, qui était accompagné d'une fièvre maligne très-funeste, les épidémies catarrhales subséquentes, jusqu'à celles des années 3, 4 et 5 du siècle dix-neuvième, paraissent avoir diminué progressivement de danger, et dans une sorte de proportion analogue à celle du rapprochement de leurs époques respectives. Il faut pourtant excepter les catarrhes compliqués d'angines gangreneuses; car ceux-là sont toujours graves; et lorsqu'ils deviennent véritablement épidémiques, ils moissonnent un grand nombre de malades, et laissent après eux de longs souvenirs de terreur.

A ce sujet, on peut observer que la gravité et le danger du catarrhe sont toujours relatifs à la nature de la fièvre dont il est compliqué : ainsi, les fièvres catarrhales épidémiques ont dû se conduire de la même manière que les autres épidémies, dont la culture perfectionnée, les progrès de la civilisation, de la police des villes, et les habitudes de propreté, devenues de jour en jour plus générales, ont diminué successivement, et d'une manière si frappante, la violence et les effets.

Mais pour revenir aux anciens, la preuve que les catarrhes n'étaient pas moins fréquens de leur temps qu'aujourd'hui, c'est qu'ils les ont observés et décrits avec l'attention la plus minutieuse; ils ont même établi entre eux des distinctions qui nous paraissent subtiles; enfin, leurs plans de traitemens, tracés avec tant d'art et de soin, annoncent toute l'importance qu'ils attachaient à ce genre de maladie, et l'habitude où ils étaient de l'observer chaque jour.

Pour peu qu'on soit versé dans leur lecture, on n'ignore pas qu'ils se sont particulièrement appliqués à décrire les phénomènes que présentent, et les effets que produisent sur différens organes, les différentes espèces de *pituites*, qui forment, à proprement parler, la matière des catarrhes. Galien, dans son *Traité des lieux affectés*, s'étend avec la complaisance d'un malade guéri, sur celle que Proxagoras avait caractérisée par l'épithète de *vitrée*, parce qu'elle offrait l'apparence du verre fondu : il rapporte qu'après l'avoir observée plusieurs fois sur d'autres, il fut attaqué lui-même tout-à-coup d'une violente douleur intestinale qui simulait la colique néphrétique, et que par l'effet d'un lavement d'huile de rhue (1), il rendit, avec les efforts les plus douloureux, une masse considérable de cette pituite : il ajoute qu'elle produit toujours au passage un vif sentiment de froid, et que les assistans, s'ils se hâtent d'y porter le doigt à sa sortie, en reçoivent la même impression; ce qui ne permet pas de douter que sa température ne soit très-inférieure à celle du corps humain. Cette pituite est celle qu'un médecin moderne se félicitait d'avoir retrouvée; quoiqu'en effet le véritable réinventeur fût Diderot, auquel cette découverte avait coûté de longues et cruelles souffrances.

Enfin, sans parler des circonstances particulières où les crachats sont salés, acides, sucrés, amers, etc.; circonstances que les anciens ont

____

(1) Par infusion, sans doute.

reconnues avec beaucoup de sagacité, et décrites avec beaucoup d'exactitude ; ils avaient remarqué le caractère contagieux de certains catarrhes (1) ; et cela seul doit porter à penser que les catarrhes épidémiques n'étaient pas rares de leur temps. Car quoique les maladies épidémiques qui tiennent à des causes extérieures et générales ne soient pas la même chose que les maladies contagieuses, qui peuvent quelquefois être produites par les miasmes émanés d'un seul individu, il est sûr que les médecins les ont confondues très-long-temps ; et cette même confusion se trouve encore dans les écrits de quelques auteurs modernes, observateurs, du reste, exacts et attentifs.

On croit assez généralement aujourd'hui que tous les catarrhes sont causés par la répercus-

____

(1) Ils connaissaient le catarrhe adynamique et gangreneux qui est très-commun dans ce moment ; leur Esculape en était mort avant d'être divinisé : c'est du moins ce qu'on peut raisonnablement conclure du passage de Suidas. Être frappé de la foudre et l'être de la gangrène ont été plusieurs fois exprimés par le même mot. Au reste, peut-être, Esculape n'a-t-il jamais réellement existé ; mais la maladie dont on dit qu'il mourut était assurément connue, sur-tout des médecins.

sion subite de la transpiration, ou par l'action lente de l'humidité, qui dérange cette excrétion nécessaire, en affaiblissant l'action organique de la peau. Il n'y a pas de doute que la transpiration *répercutée* ne produise plusieurs désordres graves dans l'économie animale : il est également vrai que les rhumes et les fièvres catarrhales se déclarent souvent à la suite d'un passage brusque du chaud au froid, sur-tout quand l'atmosphère froide se trouve en même temps chargée de vapeures humides. Il est enfin constant, d'après l'expérience de tous les siècles, que l'humidité, sur-tout l'humidité jointe au froid, et plus encore celle des pays ou des temps chauds, en dégradant toutes les fonctions digestives et assimilatrices, influent d'une manière directe sur la production des affections catarrhales, aussi bien que de plusieurs autres maladies qu'on ne regarde point comme du même genre. Mais cette cause n'est pas la seule à beaucoup près : les hémorrhoïdes irrégulières, différentes éruptions, les rhumatismes chroniques, etc., peuvent être remplacés par des flux muqueux, et même par des catarrhes de la poitrine ou du cerveau : certaines habitudes de faiblesse et de mobilité du système nerveux se trouvent souvent accompagnées d'une disposition catarrhale, qu'elles entretiennent, et qui, de son côté, contribue à rendre leur guérison plus difficile : enfin, presque toutes les circonstances énervantes rendent les hommes, même les plus vigoureux, plus sujets à toute espèce de rhumes; et chez les individus plus faibles, elles les produisent quelquefois immédiatement.

Ainsi, j'ai connu et traité une femme âgée de quarante ans, chez laquelle une petite dartre répercutée avait produit de violens et fréquens accès de fonte catarrhale. Ces accès commençaient par un gonflement subit de la membrane du nez et de l'arrière-bouche, et par des picotemens aigus aux points lacrymaux : bientôt après il s'établissait par le nez un écoulement d'une humeur limpide presque corrosive, et par les yeux de larmes brûlantes qui laissaient sur les joues, en les sillonnant, des gerçures d'un rouge vif. Elle fut guérie par l'usage des sucs d'herbes, des savonneux et des eaux de Vichy : ces moyens firent disparaître complètement une obstruction du foie qu'on avait négligée, et que je regardai comme la cause primitive de la dartre et de l'affection catarrhale, produite par sa rétrocession.

J'ai soigné également une autre femme, âgée de cinquante-cinq ans, qui se trouvait dans des circonstances très-analogues. Une dartre qu'elle avait gardée assez long-temps sur la joue droite, disparut un jour, d'elle-même. Elle fut aussitôt remplacée par un vif sentiment de froid dans toute la mâchoire supérieure du même côté ; et bientôt il s'y établit, dans l'intérieur de la première grande molaire, qui était cariée, un écoulement d'une eau claire et glaciale (1), que la malade rejetait par gorgées de moment en moment. Cette excrétion, toujours précédée du même sentiment de froid, revenait presque tous les matins, et durait une demi-heure ou trois-quarts d'heure. La malade fut guérie par un vésicatoire que je lui fis

(1) J'ai sous les yeux, dans le moment même où j'écris ceci, un autre exemple de cet écoulement d'eaux glacées; qui distillent de la machoire dans l'intérieur de la bouche. Ces cas ne sont pas rares ; ils doivent être connus de tous les praticiens.

appliquer d'abord derrière l'oreille, et ensuite au bras, et par l'usage prolongé des sucs d'herbes appelées dépurantes. Mais au bout de dix-huit mois ou deux ans, elle eut l'imprudence de supprimer son vésicatoire, que je lui proposais de changer en cautère. Bientôt après, elle commença à ressentir dans le bas-ventre une douleur sourde, ou plutôt un poids incommode. C'était un squirrhe de l'ovaire droit, qui, ayant acquis rapidement un volume considérable, dégénéra avec la même vîtesse, et fit périr la malade dans les plus affreuses douleurs.

Un homme de cinquante ans venait d'éprouver un long et douloureux accès de rhumatisme goutteux. Après avoir gardé le lit, ou sa chambre pendant plusieurs mois de l'hiver, il s'était rétabli lentement et péniblement au retour de la belle saison ; enfin ses douleurs rhumatismales, après avoir attaqué successivement différentes parties, se terminèrent par un rhume de cerveau, qui a duré près de deux ans, et à la suite duquel le rhumatisme paraît entièrement guéri.

Un homme de mes amis, d'un tempéra-ment bilieux, avait été souvent incommodé d'une disposition hémorrhoïdale sans caractère distinct, et sur-tout sans accès critiques : il avait presque habituellement, comme il arrive sou-vent alors, de petites dartres assez vives, mais cependant fugaces; et sa constitution, originai-rement vigoureuse, avait été affaiblie par une fièvre du genre des *ataxiques* ou des *typhus*. A la suite de longs travaux et de vives agitations morales, il fut attaqué presque subitement d'un rhumatisme aigu, accompagné des douleurs les plus cruelles, qui ne laissaient libre aucune partie extérieure. Cette maladie ne se termina point par une résolution complète : il y eut une métastase qui se dirigea vers le systême urinaire : et depuis cette époque il s'est établi un catarrhe chronique de la vessie , plus ou moins abondant , suivant le régime observé et l'état de l'atmosphère , mais qui diminue d'une manière remarquable, au retour d'un flux hé-morrhoïdal muqueux qui reparaît de temps en temps.

Je pourrais citer beaucoup de faits analogues ; mais ceux-là me semblent suffisans pour prouver que les catarrhes ne dépendent pas toujours de la même cause, et qu'outre celle qu'on regarde comme la seule, plusieurs circonstances peuvent influer sur leur production, et même la déterminer immédiatement.

Peut-être les anciens étaient-ils moins loin de la vérité, quand ils faisaient dépendre les dispositions catarrhales d'une faiblesse particulière des facultés digestives et assimilatrices, ou d'un défaut de *coction*. *La pituite*, dit Galien, *est humide et froide ; c'est l'aliment à moitié cuit*. Il ajoute qu'il ne faut point se hâter d'en débarrasser le corps par des évacuans, mais plutôt l'y retenir, pour achever de le cuire par l'usage des stimulans et des échauffans appropriés. Hippocrate regardait ce qu'il appelle *la pituite blanche*, comme la matière d'une espèce de cachexie, due à la seule débilité des fonctions : c'est pour cela qu'il la désignait par le nom de *leucophlegmatie*, qu'elle a conservé jusqu'à ces derniers temps. *Elle commence, dit-il, par le gonflement pâteux de tout le corps; et si on ne la guérit de bonne heure, elle dégénère promptement en hydropisie.* Dans un autre endroit, il observe que les enrouemens des vieillards, les pesanteurs de tête, et les évacuations catarrhales auxquelles ils sont très-sujets, admettent rarement une complète et véritable coction; car les remèdes convenables dans ces maladies n'agissent sur eux que très-imparfaitement; et la matière pituiteuse se régénère en plus grande quantité, qu'elle ne peut-être cuite et assimilée aux humeurs vivantes. Les passages où il revient sur le même sujet, et toujours dans le même esprit, sont très-nombreux, comme ne peuvent l'ignorer ceux qui se sont donné la peine de lire avec quelque attention les ouvrages de ce grand homme : ils le sont même trop pour qu'il fût convenable de les rassembler dans ce moment.

Chez les modernes, Gedéon Harvée, qui a fait un ouvrage curieux sur *les fraudes des médecins*, et un autre plus instructif sur *l'utilité de la méthode expectante en médecine*, remarque avec raison, qu'un grand nombre de fièvres catarrhales, bien loin d'exiger un grand appareil de remèdes, ne demandent que le repos, la douce chaleur du lit, et un régime sévère; et qu'elles se terminent d'elles-mêmes, par une évacuation plus ou moins abondante, mais presque toujours vraiment critique, de la poitrine, du fond de la gorge, ou seulement du nez. Il nie sur-tout que l'impression du froid ou de l'humidité soit la seule cause de ces fièvres. Hoffmann a décrit une fièvre catarrhale bénigne, dont la solution se faisait par une diarrhée critique et par des urines laiteuses, qui déposaient un sédiment rougeâtre. Il observe aussi qu'il y a des personnes, d'ailleurs bien portantes, qui sont attaquées deux ou trois fois par an, d'une fièvre catarrhale dépuratoire, par laquelle la nature renouvelle en quelque sorte leur santé.

D'après l'idée que tous les catarrhes sont dus à des répercussions subites de la sueur ou de la transpiration, la plupart des médecins modernes les ont regardés comme des maladies inflammatoires, ainsi que les rhumatismes, qu'ils rangent dans la même classe, en se fondant sur les mêmes motifs. Cette opinion me paraît devoir être également restreinte dans les deux cas.

Assurément, il y a des rhumatismes, sur-tout
parmi les aigus, qui présentent des signes inflammatoires évidens, sur-tout au moment de
leur invasion; sans doute aussi quelques rhumes,
sur-tout parmi ceux de poitrine, doivent être,
à leur début, traités par la méthode qu'on appelle antiphlogistique ou rafraîchissante : mais
il n'y a pas de temps et de pays où les hommes
soient plus exposés aux rhumes, que les temps
et les pays humides, et point encore où l'emploi de cette méthode soit ordinairement aussi
pernicieux.

Ce que je dis ici des rhumatismes et des
rhumes, n'est pas moins vrai des catarrhes de
la vessie et de ceux des intestins. C'est d'après
les effets du traitement, et non d'après des
théories anatomiques, si souvent illusoires, qu'il
faut juger de leur caractère. La méthode in-
verse, qui consiste à calquer les traitemens sur
certaines apparences qu'offrent les organes après
la mort (apparences qui peuvent dépendre de
causes si variées), a toujours été, depuis qu'on
veut fonder exclusivement la pratique sur les
dissections, la source de beaucoup de fautes et

de malheurs. Bordeu s'était déja plaint et même moqué de cette habitude où sont quelques hommes de l'art de voir des inflammations partout où se présentent sur le cadavre, des injections sanguines et des rougeurs. Antoine Petit, l'un des plus grands praticiens de l'école de Paris, et qu'on ne peut pas soupçonner d'avoir méconnu la réelle et véritable importance de l'anatomie, s'en est expliqué non moins librement. Il est sûr que les injections sanguines qu'on trouve souvent après la mort, à la surface, ou dans l'intérieur de différens organes, sont loin de prouver toujours une inflammation préalable; souvent elles sont plutôt un symptôme de faiblesse et d'inertie, que d'accroissement maladif de ton et d'action; et lors même qu'elles sont la suite d'une irritation notable de la partie, il ne s'ensuit pas toujours, à beaucoup près, que cette irritation ait été vraiment inflammatoire, et que le système dit antiphlogistique ait dû faire la base du traitement.

Je ne me propose point d'entrer ici dans le détail des considérations, beaucoup plus étendues qu'on ne le pense d'ordinaire, auxquelles

donne lieu l'étude attentive des différens catarrhes dont la vessie peut être affectée , et de
ceux bien plus variés encore qui vicient les
fonctions des intestins. Je crois pourtant devoir
observer en passant, que dans le catarrhe de
la vessie , sur lequel nous n'avons encore que
des vues incomplètes de curation, on doit presque toujours, même lorsque les adoucissans
sont clairement indiqués, leur associer les toniques doux ; et que le seul moyen qui , dans
ce cas , ait produit des effets réellement efficaces , est l'emploi d'un dérivatif, qui passe
avec fondement pour imprimer à cet organe un
mouvement particulier et très-vif d'irritation ,
sur-tout lorsqu'il agit sur lui d'aussi près : car
c'est par l'application d'un large vésicatoire à
l'intérieur des cuisses, que mon célèbre ami
M. Boyer , dont l'exactitude et la scrupuleuse
véracité sont si connues, a guéri chez un homme
avancé en âge, cette maladie caractérisée par
tous ses phénomènes et confirmée par le temps.
J'observe aussi que la dyssenterie, qui comprend
sous sa dénomination générique les principales
variétés des catarrhes intestinaux, cède souvent,

tout-à-coup et comme par enchantement, à des
remèdes tirés de la classe des vomitifs ou des
purgatifs héroïques, et de celle des toniques,
et même des stimulans le plus généralement
reconnus pour tels ; quoique d'ailleurs je
n'ignore point qu'elle peut, dans certaines
circonstances, exiger un traitement tout contraire, même lorsque la douleur est peu vive,
et que la nature de l'irritation semble chercher à se rendre méconnaissable aux regards
du praticien.

Quant aux fièvres catarrhales, j'ai déja dit
que leur plus ou moins de danger dépend de
la nature de la fièvre. C'est principalement vers
elle que l'attention doit se diriger ; et dans le
traitement, il s'agit bien moins de combattre le
catarrhe, que d'aller au-devant de tous les phénomènes périlleux, propres à la maladie avec
laquelle il se trouve compliqué. Les soins particuliers qu'il exige sont d'ailleurs si simples
en eux-mêmes, que pour en prévoir et tracer
toutes les indications, il suffit d'avoir bien saisi
l'esprit de celles qui se présentent dans tout
rhume un peu sérieux.

Je reviens donc aux rhumes proprement dits, dont je m'occupe ici plus spécialement.

Quelques rhumes graves sont annoncés d'avance, par des alternatives vives et continuelles de frissons courant le long de l'épine du dos, et de chaleur générale sèche et brûlante ; un plus grand nombre par de légères lassitudes, la pesanteur de tête, et une impression habituelle de froid ; presque tous par la pesanteur de tête, la crispation de la peau, une plus grande sensibilité au froid, particulièrement au froid humide, un sentiment d'embarras et de gonflement, soit du nez et de l'arrière-bouche, avec éternuemens fréquens ; soit des bronches et de tout le poulmon, avec toux vive et sèche. Quelquefois le rhume s'annonce ou commence par une légère douleur de gorge, ou par l'écoulement d'une humeur acre et tenue qui distille du voile du palais, de la luette, et de toutes les parties supérieures de l'arrière-bouche. Dans ce dernier cas, la toux se manifeste sur-le-champ avec une impression d'âcreté qui se répand dans la poitrine, le long des divisions bronchiales ; et l'enchifrènement ne tarde

pas à s'établir. Dans le premier, l'enchifrènement et l'embarras de la poitrine peuvent tarder
quelque temps à paraître, et laisser croire que
le malade n'a qu'un simple et léger mal de
gorge : mais ils paraissent enfin, soit ensemble,
soit successivement ; et la durée du rhume
semble presque toujours proportionnelle à l'intervalle de temps qui sépare l'établissement
complet, et en quelque sorte coordonné de ses
divers symptômes. Il n'est pas rare de le voir
commencer par un vif picotement dans les
sinus frontaux, dans le nez, ou dans quelque
point particulier de la poitrine : mais quelle
que soit la manière dont il débute, l'observateur attentif ne tarde pas à remarquer un certain éclat humide des yeux, même lorsque le
reste du visage est abbattu, et, si la poitrine est
fortement prise, la rougeur circonscrite des
joues, deux signes qui, pour l'ordinaire, accompagnent et caractérisent les dispositions et
les affections consomptives de cet organe.

L'enchifrènement est suivi d'une abondante
distillation, pour parler comme les anciens,
d'une humeur limpide, tenue et souvent fort

âcre. L'engorgement du voile du palais, du fond de la bouche, du larynx et des bronches, détermine également des crachats écumeux et liquides, mais plus filans que l'humeur qui coule du nez, et que fournit la membrane dite pituitaire. Plus la matière de ces excrétions est abondante et tenue, plus elle est âcre et corrosive : elle l'est quelquefois au point d'excorier non-seulement la membrane muqueuse qui la verse, mais aussi la peau des lèvres; comme les larmes, dans certain cas, entament en les sillonnant les paupières inférieures et la peau des joues. Son abondance et son degré d'âcreté dépendent de la nature et du degré de l'irritation; ils en sont l'exacte mesure. Il paraît même que cette propriété corrosive des humeurs sécrétées par les membranes muqueuses peut tenir uniquement à l'action de ces dernières, vicieusement augmentée, ou à leur irritation; puisqu'on la produit, pour ainsi dire, à volonté, par l'application des irritans artificiels. La matière des crachats, presque toujours plus muqueuse et moins tenue, est aussi pour l'ordinaire moins âcre et moins caustique ; il n'est pourtant pas extrêmement rare de voir la langue, le palais, et le fond de la gorge excoriés, ou couverts d'aphtes, par l'impression qu'elle fait en suintant, ou lors de son passage ; on a même vu les crachats entraîner des lambeaux (1) de la membrane intérieure des bronches ; et l'inspection anatomique a plus d'une fois offert dans leurs divisions et à l'entrée du larynx, ou sur l'épiglote, des délabremens notables, qu'on a rapportés avec fondement à la même cause. Quant aux aphtes, qui paraissent être des pustules de la membrane muqueuse, ou des dégénérations de son tissu, ils sont si communs dans les rhumes, qu'il n'est pas de médecin qui n'ait eu cent fois l'occasion de les observer et d'en suivre le cours.

Toutes les maladies aiguës qui ne sont pas directement mortelles, présentent dans leur cours, trois périodes bien distincts : celui d'irritation, celui de coction, et celui de crise. Les rhumes simples, qui ne deviennent mortels que par leur complication avec des fièvres dange-

____

(1) Ces lambeaux me paraissent avoir, en général, le caractère aphteux.

reuses, ou par leur changement en certaines maladies fatales, comme la phthisie, l'hydropisie, l'œdème du poumon; les rhumes simples, dis-je, suivent la même marche, se divisent également en trois temps bien caractérisés, et se terminent par une crise, avec ou sans évacuation sensible, qui rétablit et quelquefois améliore l'ordre antérieur des fonctions. La durée totale des rhumes, et la durée respective de leurs différens temps, ne sont point toujours les mêmes, à beaucoup près. Quelques rhumes sont si légers, que la chaleur du lit peut, du soir au matin, les faire passer à l'état de coction; et qu'au bout de deux ou trois jours, le malade n'y pense déja plus. D'autres fois, au contraire, les temps d'irritation et de coction se prolongent; et la maladie, sans passer même à l'état de catarrhe chronique, n'est pas encore terminée au bout de plusieurs mois. Il arrive aussi qu'à une courte période d'irritation, succède une coction très-lente, et des évacuations du nez, de la gorge ou de la poitrine, qui tantôt semblent ne pouvoir trouver de fin, et tantôt paraissent répondre bien mieux à la rapidité du premier temps, qu'à la marche tardive du second. Enfin, une longue irritation n'annonce point infailliblement une coction pénible, des crises incertaines, ou des évacuations prolongées : et l'observation nous montre quelquefois que le retour à la santé peut alors avoir lieu sans coction, comme sans évacuation sensible.

Ces diverses circonstances, qui tiennent à celles de la maladie, c'est-à-dire aux causes qui l'ont déterminée, à la constitution de l'air, à la nature de l'épidémie régnante, aux habitudes et à la disposition des individus, méritent d'être soigneusement pesées ; car il ne faut pas, dans tous les temps et chez tous les malades, traiter les rhumes de la même manière, même quand ils présenteraient ces faux caractères d'uniformité qui, dans tous les genres, trompent si souvent les observateurs superficiels. Il est d'autant plus nécessaire d'y donner une sérieuse attention, que les règles de conduite qui en résultent sont également applicables à beaucoup d'autres maladies aiguës et chroniques, dont le cours ne peut être bien saisi, et dont les conversions en d'autres maladies ne sauraient être prévues d'avance, ou même simplement remarquées à propos, si l'on ne s'est fait un fidèle tableau des rapports que peuvent avoir entre elles les diverses périodes de la maladie primitive, et des lois suivant lesquelles se font les passages d'un état du corps à un autre état plus ou moins différent.

Dans les rhumes, qui font l'objet particulier de cet écrit, le temps d'irritation se marque par la ténuité et l'âcreté des humeurs qui suintent de la membrane muqueuse : à mesure que l'irritation diminue, les crachats et les mucosités du nez s'épaississent. Lorsqu'ils ont atteint ce degré de consistance qui demande un certain effort pour leur excrétion, on peut regarder la coction comme achevée ; et le rhume se termine alors quelquefois par une diarrhée légère , par un flux d'urines chargées d'un sédiment, tantôt blanchâtre et furfuracé, tantôt présentant l'aspect d'un nuage muqueux, d'où tombe au fond du vase comme une poussière briquetée ; mais plus souvent la terminaison s'opère par l'évacuation de crachats tenaces,

3.

et de mucosités du nez et des sinus, plus tenaces encore, et qui ne sortent que difficilement. A cette époque, les éternuemens, qui
étaient devenus rares du moment où la coction
avait commencé, n'existent déja plus; la toux,
qui d'abord avait été vive et sèche, est molle
et grasse ; quelque direction que prenne la
crise, la peau reprend sa souplesse ; et une
véritable sueur, ou une transpiration plus
abondante, annonce que l'ordre de ses fonctions est rétabli.

On sait que dans les premiers temps des
maladies aiguës de poitrine, désignées par le
nom de pleurésie et de péripneumonie, les
crachats rayés de filets sanglans sont de bon
augure, et qu'au moment qu'ils deviennent
rouillés (c'est-à-dire ressemblans par leur
couleur à de la rouille de fer), et qu'ils sont
facilement expectorés au milieu d'une moiteur
halitueuse, ils annoncent la coction, la crise
et une prompte guérison. Ces crachats rouillés
se montrent quelquefois dans les gros rhumes,
sur-tout lorsqu'au début ils ont été sanglans :
mais pour l'ordinaire, ils sont simplement

jaunâtres, ainsi que les mucosités du nez ; et leur évacuation, pourvu quelle ne soit pas trop difficile, n'en termine pas moins avantageusement la crise. Ceux qui sont blanchâtres indiquent une coction pénible et lente ; ceux qui ressemblent à du lait caillé dont les grumeaux seraient liés entre eux par une mucosité tenace, ne laissent aucun doute sur la prolongation du mouvement critique ; et ils annoncent l'incertitude ou la faiblesse de son impulsion. On en voit un exemple frappant dans les coqueluches, où l'état convulsif trouble toutes les opérations de la nature, et retarde presque indéfiniment la terminaison de la maladie. Tout le monde sait que les crachats y présentent ce dernier aspect ; et les observateurs attentifs doivent avoir reconnu qu'ils sont d'une blancheur d'autant plus remarquable que l'état convulsif est plus violent.

Dans les catarrhes invétérés, l'expectoration, après avoir été long-temps blanchâtre, devient quelquefois plus foncée, prend un aspect comme sanglant, et présente une multitude de points briquetés répandus sur une mucosité tenace, mais sans aucune apparence de coction. Quelques médecins croient voir dans ces crachats des signes d'inflammation lente et secrète du poumon : mais cet organe est alors dans un état de fonte particulière, auquel il faut opposer de bonne heure un sage traitement. Le régime antiphlogistique, et sur-tout les évacuations de sang, y précipitent la fin des malades, qui périssent œdématiés.

Quand on a l'habitude de voir et de traiter des phthisiques, on ne peut guère se tromper ni sur le caractère ni sur l'odeur de leurs crachats : l'odeur des sueurs est sur-tout remarquable dans les phthisies essentielles, qu'elle sert particulièrement à distinguer de celles qui ne sont que le symptôme ou la suite de certaines affections stomacales, ou des obstructions du foie, du mésentère, etc. Dans les rhumes forts et prolongés, il survient souvent des crachats et des sueurs qui peuvent être ou n'être pas l'annonce d'une phthisie menacante, mais dont le caractère est plus difficile à reconnaître : car quoique leur odeur soit peu marquée d'abord, ils peuvent être le premier indice d'un danger

imminent; et quelquefois, quoique très-suspects,
ils sont uniquement le résultat de la longue
durée du catarrhe et de l'affaiblissement des
fonctions de l'estomac et de celles du poumon.
Dans plusieurs circonstances, le tact le plus
exercé suffit à peine pour garantir le médecin
des plus graves erreurs.

Dans toutes les maladies de poitrine, la nature et la marche des sueurs méritent la plus
sérieuse attention : les sueurs colliquatives intermittentes ont plus d'une fois, à leurs premiers
accès, été prises pour une évacuation critique;
d'autres fois aussi, l'on a regardé comme énervantes et dangereuses , celles qui terminent
chez les personnes faibles les rhumes longs et
mal traités. En général, les sueurs nocturnes
doivent être suspectes; cependant, si le pouls
conserve pendant leur durée une plénitude
suffisante, avec la mollesse et l'ondulation sou-
tenue qui caractérise ces mêmes sueurs, quand
elles sont favorables; et, ce qui est bien plus
décisif encore, si les forces se trouvent relevées
par l'effet même de cette évacuation, on peut
hardiment les déclarer critiques et salutaires.

Le bien-être que le malade en éprouve ne
suffirait pas pour cela : dans les maladies consomptives, il les abuse d'une manière si étrange,
qu'on a vu des médecins habitués à calculer
sur d'autres les résultats certains des phénomènes funestes, se laisser séduire pour eux-
mêmes par ce bien-être trompeur dont les
sueurs des fièvres lentes sont assez fréquemment
accompagnées. Il est de la dernière importance
d'apprendre à bien reconnaître les cas où l'on
doit les seconder, et ceux où l'on doit les ré-
primer par l'emploi des moyens connus, en
s'occupant essentiellement des forces du malade,
qu'il s'agit alors de relever, mais en évitant
avec soin toute nouvelle excitation.

La nature des crachats est peut-être plus
importante encore à bien déterminer ; et leurs
apparences sensibles exigent, pour être appré-
ciées avec justesse, l'examen le plus attentif et
le plus réfléchi. Ce n'est pas seulement dans le
passage du caractère purement catarrhal au
caractère consomptif que leur signification,
comme symptôme et base de diagnostic, est difficilement évaluée avec un degré suffisant de

certitude ; dans beaucoup de cas il se présente des difficultés qu'un tact sûr et l'habitude apprennent à résoudre, mais qui ne permettent jamais d'y regarder superficiellement. Les praticiens savent combien l'apparence des crachats est trompeuse ; leur consistance et leur couleur ne signifient dans le fait presque rien : Bennet a donné leur fétidité, sur-tout quand on les fait brûler sur une pelle chaude ou sur des charbons ardens, comme un signe infaillible ; et cependant il n'est pas rare de voir des malades qui, pendant dix, quinze et vingt ans, rejettent des crachats d'une insuportable puanteur. La propriété de tomber, en tout ou en partie, au fond de l'eau, ne les caractérise pas avec plus de sûreté ; je connais un homme qui, dupuis dix ou douze ans, rejette en assez grande abondance des crachats qui vont au fond de l'eau.

J'ai cru pendant quelques années que les espèces de grains jaunâtres dont ils sont fréquemment parsemés étaient un symptôme décisif ; je l'ai trouvé encore, quoique plus rarement, en défaut. Il paraît que d'habiles praticiens ont

confondu quelquefois ces granulations sans consistance, avec les petits tubercules ronds que,
dans un genre particulier de phthisie, on remarque souvent au milieu des crachats.

Ici, je crois devoir exprimer sans détour
mon sentiment sur une opinion généralement
reçue dans le public, et qui paraît même ne
laisser presqu'aucun doute parmi les praticiens:
je veux parler du caractère purulent qu'on attribue à l'expectoration dans toute phthisie
confirmée. Je suis loin de partager cette opinion : on dit tous les jours, je le sais, qu'il
n'y a pas encore ou qu'il y a du pus dans les
crachats de tel ou tel malade; et le pronostic
est déterminé par le jugement qu'on adopte sur
cette circonstance particulière. Pour moi, je
l'avoue, il m'a presque toujours été bien difficile de reconnaître un véritable pus dans les
crachats des phthisiques; j'oserais même à peine
affirmer que j'y en aie vu quelquefois; quoiqu'assurément j'aie traité un grand nombre
de ces malades, et à toutes les époques de la
maladie, et que j'aie été consulté par un plus
grand nombre encore, qu'on en croyait ou qui

en étaient réellement attaqués, ou enfin qui menaçaient de l'être dans un temps plus ou moins éloigné. Les vomiques renferment du pus véritable : celui qui prépare les cicatrices des blessures pénétrantes de la poitrine, et celui des empyèmes précédés d'inflammation, offrent des caractères qui ne sont pas équivoques ; mais il n'en est pas de même du pus qu'on s'imagine, depuis Hippocrate, voir dans les crachats de tous les phthisiques, et qu'on suppose toujours formé par la suppuration inflammatoire des bronches et du poumon.

Bennet avait déja observé que dans les cadavres des phthisiques on ne trouvait souvent aucune trace d'ulcération, ni même d'érosion ; que la substance du poumon était détruite, et tous les rameaux des bronches affaissés et repliés les uns sur les autres, sans que leur membrane parût entamée. Dehaën, qui, depuis, a plusieurs fois eu l'occasion de faire la même remarque, en a conclu que dans certains cas la suppuration peut avoir lieu dans la substance du poumon, sans communication avec les voies aériennes, et le pus être resorbé par les vaisseaux sanguins, dans lesquels, suivant son opinion, il roule avec les autres humeurs, dont il altère la masse comme un ferment putride. Les évacuations puriformes que la nature opère quelquefois d'elle-même dans les suppurations dorsales ou sciatiques, et la bouffissure, en apparence purulente, qu'on observe chez beaucoup de phthisiques, lui faisaient juger que la chose devait en effet se passer ainsi; mais cette théorie (1) ne me paraît pas admissible dans l'état actuel de nos lumières; elle est d'ailleurs inutile à l'explication d'un phénomène que la prévention a pu seule empêcher de reconnaître et d'observer bien plus souvent.

Quoique je ne doive énoncer qu'avec beaucoup de réserve une opinion qui contrarie, au moins en quelques points, celle de tant d'hommes éclairés, j'ose néanmoins, d'après les observations les plus nombreuses et les plus attentives,

(1) Je ne nie pas que des résorbtions purulentes puissent avoir lieu; mais la manière dont elles s'opèrent est encore trop mal connue; et, d'ailleurs, elles n'ont aucun rapport avec les altérations des différentes humeurs produites par la consomption du poumon, et avec les sédimens puriformes que les urines déposent quelquefois alors.

avancer qu'il n'y a que très-rarement du pus
véritable dans les crachats des phthisiques, et
que la matière qui les compose est dans le commencement la matière nutritive, pure ou mêlée
avec d'autres humeurs qui l'altèrent ; et, dans
les derniers temps, cette même matière mêlée
avec la substance du poumon, que la maladie
met dans un état de fonte (1) particulière (*sui
generis*): et j'ajoute que cette fonte ou consomption de l'organe respiratoire, présente différens
aspects et différentes indications au médecin,
suivant la nature de la cause qui l'a déterminée,
et suivant le caractère de toutes les circonstances qui peuvent influer sur sa marche et
précipiter ou retarder son cours. Assurément
la matière de l'expectoration n'a point toujours
le même aspect et les mêmes qualités ; les crachats de la phthisie catarrhale ne ressemblent
point à ceux de l'hépatique, ni ceux de la
mésentérique à ceux de la scorbutique (2);

______

(1) Il en est de la fonte du poumon comme de celle du foie:
les crachats des phthisiques ne sont pas plus du pus véritable
que la matière du flux hépatique.

(2) Je pourrais parler aussi des crachats rares, propres à la

mais dans certains cas, dont l'œil ne distingue point tout seul la différence, il est facile de reconnaître que celle des causes et des circonstances leur fait annoncer des degrés de danger, et demander des secours très-différens.

Mon intention n'est point de traiter ici des maladies consomptives du poumon : elles exigeraient elles seules un ouvrage bien plus étendu que ne doit l'être ce mémoire ; et quoiqu'elles aient été l'objet unique ou principal d'un grand nombre de recherches et d'observations, je ne craindrai pas de dire que, malgré les travaux des hommes les plus éminens qui s'en sont occupés, elles n'ont peut-être encore été considérées que sous une partie des points de vue nombreux qu'elles présentent à l'observateur. Mais quoique je ne veuille entamer dans ce moment aucune discussion à leur sujet, l'idée que toute consomption pulmonaire est carac-

phthisie nerveuse, et les opposer à l'abondance extrême de ceux qui caractérisent la phthisie aiguë, dont Piquer a, je crois, fait mention le premier ; maladie peu commune, mais qui l'était devenue en Angleterre, il y a vingt-cinq ou trente ans, et qui depuis la fin du siècle, paraît aussi vouloir s'établir parmi nous.

térisée par une suppuration, produit d'un véritable état inflammatoire, n'a pas seulement empêché de remonter aux différentes causes dont cette maladie peut être le résultat, et de la distinguer en ses différentes espèces, dont chacune exige un traitement particulier; elle a de plus en même temps, influé sur la manière de considérer presque toutes les affections de la poitrine, notamment celles dont la phthisie est souvent la suite et le dernier terme; et elle les a ramenées à un système de traitement insignifiant et sans effet dans le plus grand nombre de cas, et décidément pernicieux dans quelques-uns.

Les vues de théorie et de pratique le plus généralement adoptées sur les affections catarrhales s'en sont particulièrement ressenties; c'est pour cela que sans vouloir appuyer ici mon opinion de toutes les raisons qui la motivent, j'ai cru devoir l'énoncer librement, ne dût-elle avoir d'autre utilité que de déterminer les praticiens à faire des recherches plus approfondies sur ce sujet. J'ajoute seulement que de véritables états inflammatoires, distingués par leur causes, le caractère de leur marche, le degré de leur intensité, peuvent occasionner et occasionnent en effet assez souvent un genre particulier de phthisie ; et que dans les derniers temps de toute consomption-pulmonaire, quels qu'aient été d'ailleurs sa cause et son caractère primitif, presque toute excitation y devenant nuisible, les remèdes les mieux appropriés d'abord, peuvent, à cette époque, en précipiter la fatale terminaison ; car malheureusement, pour traiter cette maladie avec un succès complet, il faut s'y prendre de bonne heure ; à mesure qu'elle fait des progrès, les symptômes se compliquent, les contre-indications se multiplient ; et quoiqu'il ne faille jamais employer des remèdes contraires à son génie primitif, la manière d'appliquer les seuls efficaces devient de plus en plus difficile, et la chance du succès de plus en plus incertaine. En un mot (et cela paraît presque également vrai dans toutes les variétés de cette maladie redoutable), il vaut mieux s'occuper du soin de la prévenir, que se repaître de l'espérance, trop souvent vaine, de la guérir.

Qu'on me permette cependant encore quelques observations sur la nature des crachats, ou plutôt sur l'apparence qu'ils offrent dans plusieurs maladies qui tendent, plus ou moins rapidement, à la consomption pulmonaire, et notamment dans les affections catarrhales, dont tout le monde convient qu'elle est fréquemment le résultat définitif.

Hippocrate range parmi les crachats suspects, ceux qu'il appelle *grandineux*, ou semblables *à des grains de grêle*. Suivant ce grand observateur, ils annoncent la phthisie, et ils ont une tendance très-marquée à devenir purulens. Ces crachats, formés d'une humeur transparente qui se coagule, indiquent du moins un état d'irritation ou d'action augmentée dans les glandes de la trachée et des bronches, où leurs conduits excréteurs la versent alors en plus grande abondance. J'ai retrouvé ces crachats dans les dispositions catarrhales chroniques, et dans le commencement d'une phthisie particulière, qu'on appelle *laryngée*, et qu'Hippocrate paraît avoir lui-même connue de son temps; mais je me suis assuré qu'ils n'annoncent pas toujours la consomption pulmonaire, ou que du moins ils n'en sont qu'une menace éloignée, quoiqu'ils méritent toujours de l'attention, et que joints à d'autres symptômes équivoques ils en éclairent l'obscurité. J'avais cru d'abord qu'ils venaient exclusivement des glandes trachéales, et qu'ils n'étaient autre chose que l'humeur bleuâtre dont leurs canaux paraissent habituellement remplis ; mais j'ai reconnu qu'ils viennent souvent des dernières ramifications des bronches, d'où la toux les arrache avec effort. Ils ne sont ordinairement que de la grosseur d'un pois, mais quelquefois ils ont le volume d'une noisette. Les plus petits affectent différentes formes, et présentent des pointes anguleuses : les plus gros sont globuleux ; ils ont quelquefois une queue ressemblante à celle d'une balle de pistolet qui sort de son moule ; ils ont la consistance de l'humeur vitrée de l'œil, et sont transparens comme le crystal.

Le même Hippocrate parle de crachats douceâtres, amers, salés ; et il regarde ceux qui donnent l'une de ces impressions au malade, comme les avant-coureurs du crachement de pus et de la consomption. Toutes ces variétés se présentent journellement dans la pratique de la médecine ; et l'on doit les noter avec d'autant plus de soin, que chacune nous met sur la voie de mieux reconnaître la cause de la maladie, et fournit des indications particulières pour le traitement.

Il est difficile de ne pas croire que les crachats sucrés sont la matière nutritive elle-même, que les poumons affaiblis, incapables d'agir d'une manière convenable sur le sang, laissent transsuder dans les voies aëriennes. Ce qu'il y a de certain, c'est qu'ils sont accompagnés d'un amaigrissement rapide, bientôt suivis d'autres crachats, symptômes de la consomption pulmonaire ; et que les remèdes indiqués alors sont ceux qui relèvent doucement le ton des organes, et sur-tout celui du poumon.

Les crachats amers caractérisent le commencement des affections de poitrine dépendantes de celles du foie. Aucun médecin ne peut ignorer que les maladies de plusieurs viscères du bas ventre simulent souvent celles de la poitrine, ou portent leurs effets sur le poumon, avant même que l'organe primitivement affecté présente aucun signe manifeste de dérangement dans ses fonctions. Le foie est un de ceux qui font le plus souvent ressentir et partager leur état par les organes thorachiques : mais quoiqu'il les altère eux-mêmes à la longue, par l'action contre nature que cette affection sympathique leur imprime, il faut d'abord tourner toutes ses vues vers la source et la véritable cause du mal ; et lors même que le poumon est déjà dans un état de consomption véritable, il est encore indis-pensable de prendre en grande considération celui du foie, dont elle n'est qu'un résultat secondaire.

Quant aux crachats salés, on les observe dans des circonstances très-différentes, et qui même n'ont point de rapport entre elles ; voilà pour-quoi les anciens médecins en parlent si souvent. Leurs premiers disciples chez les modernes pa-raissent s'en être également occupés avec scru-pule ; mais peu-à-peu on a cessé de tenir compte de cette particularité, qui n'a plus été pour beaucoup d'observateurs que le fruit de l'atten-tion minutieuse des malades sur eux-mêmes, ou de leur excessive sensibilité ; car les mucosités du nez et de l'arrière-bouche ont toujours en effet, sur-tout les premières, un degré de salure remarquable ; et, dit-on, il est ridicule de compter parmi les signes de maladie une qualité des humeurs qu'elles ont aussi dans l'état de la plus parfaite santé. Mais ce n'est pas de cette salure naturelle qu'Hippocrate a voulu parler ; il entend celle dont les crachats, tirés de la poitrine par les efforts de la toux, donnent l'impression au malade, ou celle qu'on observe dans les humeurs qui distillent du voile du palais ou de la voûte du fond de la gorge, et qui est assez vive pour y causer des excoriations douloureuses ; celle-là peut bien, sans doute, être mise au nombre des dispositions pathologiques, ou des symptômes qui méritent toute l'attention du médecin. Ces crachats salés entraînent quelquefois de petits lambeaux de la membrane interne des bronches ; et les humeurs de l'arrière-bouche, qui présentent la même qualité corrosive, causent souvent à l'embouchure du larynx ou à l'épiglote de légères ulcérations qui déterminent à leur tour, lorsqu'elles ne gué-

rissent pas promptement, la phthisie laryngée.
Cette circonstance et les éruptions psoriques et
dartreuses répercutées me paraissent être les
causes les plus ordinaires de cette maladie ; je
crois même avoir observé que la salure extra-
ordinaire des crachats et des humeurs qui distillent dans l'arrière-bouche se rencontre communément avec diverses éruptions mordantes
de la peau , et que les excoriations qu'elles
causent diffèrent sensiblement des aphtes ; et
présentent plutôt un aspect dartreux.

Nous avons déja vu que certains malades
menacés de phthisie rejetaient dans leurs crachats des granulations blanchâtres ou jaunâtres.
Ces granulations ont assez peu de consistance ;
et quand on les écrase , elles répandent une
mauvaise odeur. Quelquefois les grains sont
entièrement noirs , et ressemblent à de la graine
de moutarde. Plus l'odeur qu'ils exhalent est
mauvaise , plus le danger est imminent. Je fus ,
il y a nombre d'années , consulté pour un
malade qui crachait journellement une quantité
de ces grains noirs (1) : heureusement ils

____

(1) Il ne faut pas confondre ces grains avec les stries d'un étaient sans odeur. Il s'est parfaitement rétabli, et il sert maintenant avec distinction dans nos brillantes armées, où l'on sait que les fatigues des officiers, et même des chefs, sont peu différentes de celles des soldats.

Outre ces lambeaux membraneux qu'on trouve quelquefois répandus dans la matière de l'expectoration, on y remarque aussi, quoique plus rarement, de petites masses, tantôt charnues, tantôt sébacées, tantôt semblables à des grumeaux de bouillie, qui indiquent des altérations graves, à différens degrés, dans la substance même du poumon. Elles m'ont paru toujours accompagnées d'une couleur peu naturelle du visage; cependant elles n'annoncent pas toujours un pressant danger, à moins qu'elles ne soient parsemées de filets d'un sang vif et vermeil. Il n'en est pas de même des concrétions tophacées qui se forment dans l'intérieur des bronches, ou dans le parenchyme

bleu foncé qui sont assez souvent, sur-tout chez les femmes, répandues dans les crachats : ces stries ne sont que des filets de l'humeur que versent les glandes bronchiales. Morgagni a trouvé la même couleur à l'humeur de la prostate.

pulmonaire lui-même (1), et dont la salive (2), dans certains cas, dépose immédiatement la matière. Leur présence est toujours dangereuse, et leur sortie est presque toujours suivie de crachemens de sang, qui bientôt amènent un genre particulier de consomption. Elles sont le plus souvent de vrais dépôts goutteux, ou le produit d'une disposition des humeurs que les accès de goutte ont pour but de dissiper. Au reste, il ne faut pas confondre ces concrétions avec celles que rejettent fréquemment les ouvriers qui battent ou manient le plâtre ; ni surtout avec ces masses pâteuses, dont le centre est formé d'une poussière blanchâtre, et qu'on observe dans les crachats des meûniers, des fariniers et des boulangers : cette dernière poussière est uniquement de la farine que la salive n'a pas suffisamment pénétrée pour ne faire du tout qu'un globule pâteux.

Je ne m'arrêterai pas non plus aux crache-

(1) On a vu aussi des fragmens osseux dans les crachats de quelques phthisiques ; mais ce cas est rare.

(2) Ce phénomène a lieu par l'augmentation relative et proportionnelle de la quantité des phosphates contenus dans l'albumine de la salive, et sur-tout de celui de chaux.

mens de sang, ils demanderaient des explications et des détails dans lesquels je ne puis entrer ici ; je me contenterai d'observer que, suivant leurs causes et leur nature, ils présentent des degrés de danger très-différens, et que chaque genre indique un traitement particulier. On ne peut pas confondre le crachement de sang qui se guérit par les vomitifs, avec celui qui demande d'amples et promptes saignées ; ni celui qu'il faut traiter par des toniques, avec celui qui ne cède qu'aux mucilagineux et aux adoucissans : il n'est pas sur-tout permis de ne point savoir distinguer les crachemens de sang venant de la gorge, soit scorbutiques, soit hémorrhoïdaux, avec ceux qui ne sont que le résultat inerte et matériel des saignemens de nez. Je ne les indique ici que parce qu'on les observe souvent dans les affections catarrhales.

Enfin, comme je n'ai pas même la prétention de suivre ces dernières maladies dans toutes les phases qu'elles peuvent présenter et dans tous les changemens qu'elles peuvent subir, ni sur-tout de décrire les circonstances des nouvelles maladies dans lesquelles elles peuvent se transformer, passons au traitement des rhumes proprement dits.

Chez les personnes fortes et saines, les rhumes légers sont ordinairement peu dangereux; ils se dissipent d'eux-mêmes, si l'estomac n'est pas notablement dérangé. Après une ou deux nuits de moiteur, il se fait une évacuation plus ou moins abondante de mucus des narrines et de crachats qui donnent des signes de coction; et pourvu qu'on ne garde pas trop long-temps la chambre, qu'on fasse un exercice doux à l'air libre, en évitant néanmoins l'impression du froid et de l'humidité, tout rentre dans l'ordre en peu de jours : quelquefois même on se trouve, après cette légère évacuation critique, plus alègre et plus dispos.

Cependant le fréquent retour des plus faibles rhumes n'est pas sans inconvéniens, soit parce qu'il indique une disposition catarrhale profonde, soit à cause des habitudes vicieuses qu'il peut imprimer à la constitution. Les rhumes de poitrine les moins dangereux dérangent toujours à quelque degré les fonctions d'un or-

gane important ; ils peuvent même en altérer
à la longue la substance , et y laisser le germe
de graves maladies. Les rhumes de cerveau,
quoique peu menaçans par leurs effets directs,
méritent pourtant quelque attention de la part
du médecin ; et pour l'ordinaire il est utile et
convenable de les prévenir, sur-tout chez les
personnes dont les humeurs se portent habituellement vers la tête. En attirant sur la membrane muqueuse du nez, des sinus, et, par suite,
de l'arrière-bouche, la matière des éruptions
dartreuses, psoriques, etc., ils y produisent
souvent une espèce de vésicatoire dont les effets sont incommodes, et peuvent être fort
dangereux, en s'étendant de proche en proche
jusqu'à l'épiglote et à l'embouchure du larynx.
Enfin, quand il y a dans les sujets quelque
disposition apoplectique, les rhumes de cerveau, qui souvent embarrassent la tête entière,
augmentent la tendance vicieuse de tous les
mouvemens, qui caractérise cette disposition.

On ne doit jamais négliger les gros rhumes ;
ils peuvent produire immédiatement, même
chez les personnes les plus saines, de très-

funestes effets. L'extrême sensibilité aux impressions du froid, qui souvent les annonce d'a-
vance, et qui toujours les accompagne à leur
début, indique la concentration des mouvemens à l'intérieur, et la suppression, ou du
moins le dérangement de la transpiration insensible. La nature semble tracer elle-même
le traitement qui convient alors : dans cette
première époque, on doit se vêtir et se tenir
plus chaudement, et par une petite quantité
de boissons tièdes, on tâchera d'assouplir la
peau et d'y ramener les mouvemens interver-
tis ; mais il ne faut pas insister sur les moyens
qui provoquent la sueur, ni sur-tout garder
long-temps le lit ou la chambre loin d'un air
libre, ou dans une atmosphère échauffée ar-
tificiellement. Rien n'est plus énervant et ne
dispose d'une manière plus infaillible à des
rechutes réitérées que ces excitations factices
à la sueur ; rien n'est plus capable de prolonger
le rhume lui-même que la privation d'exercice
et d'air frais. La pratique commune paraît
fondée sur des vues toutes contraires ; mais je
ne crains pas d'affirmer que la prolongation et

le renouvellement des maladies catarrhales
sont très-souvent le résultat de cette pratique,
et que ces vues sont autant d'erreurs, quant
aux indications qu'on croit devoir en tirer.

Il est rare que les rhumes de poitrine ou de
cerveau soient véritablement inflammatoires ;
ils le sont pourtant quelquefois : alors il faut
faire promptement une saignée, et ne la réitérer qu'avec beaucoup de réserve. Mais dans le
cas où la violence du catarrhe aurait déterminé une métastase rhumatismale, il faut être
moins timide sur les évacuations de sang,
pourvu toutefois que l'état du pouls et celui
des forces le permettent. Le rhumatisme ne
se déplace pas facilement de la poitrine ; et
pour peu qu'il y conserve du caractère inflammatoire, les irritans révulsifs ou dérivatifs n'a-
gissent sur lui, pour cet objet, d'une manière
utile, qu'autant qu'on a, par la saignée, dé-
barrassé suffisamment tout l'appareil sanguin
pulmonaire avant leur application.

Cette métastase du rhumatisme sur la poitrine est un accident très-ordinaire et très-grave.
Si l'on n'y remédie pas sur-le-champ, tous les

moyens deviennent bientôt impuissans et su-
perflus, et la maladie se transforme en phthisie, en œdème du poumon, en hydropisie de
poitrine, dont on ne peut guère alors attendre
la guérison, ni des efforts de la nature, ni des
secours de l'art.

Les jeunes gens d'une constitution délicate et
mobile, qui ont la peau fine et transparente,
le blanc des yeux d'un éclat de perle, les joues
colorées, particulièrement autour de la pom-
mette, sont sujets à des rhumes qui demandent
une grands vigilance de la part du médecin.
Quand ces rhumes reviennent fréquemment,
sur-tout quand ils sont accompagnés d'un petit
crachement de sang et d'une douleur sourde,
soit dans tout le poumon, soit dans quelqu'un
de ses points particuliers, ils demandent de
petites saignées faites avec prudence, de loin
en loin. Cette précaution, jointe à l'usage d'une
eau gommée, suffit ordinairement pour les
guérir, dissiper peu à peu la disposition inflammatoire, lente et cachée qui les ramène,
et prévenir la phthisie, dont ils sont l'annonce
éloignée, mais malheureusement trop infaillible.

Tant que cette disposition dure , les eaux sulfureuses , l'exercice du cheval et les autres toniques du poumon, qu'on ordonne si souvent au
hasard , sont presque toujours nuisibles, et toujours suspects. C'est uniquement lorsqu'on a
lieu de la regarder comme entièrement détruite,
que ces moyens peuvent être employés d'une
manière utile : et dans ce cas on gagne tout en
gagnant du temps ; car le progrès seul de l'âge,
en donnant plus de consistance à tout l'organe
pulmonaire , le rend moins sujet aux conges-
tions sanguines, ainsi qu'à tous les autres genres
de fluxions.

C'était sans doute des phthisies du genre de
celle dont je viens de parler que Dovar guérissait par de petites saignées, répétées à des intervalles de temps assez courts, et par un régime
adoucissant et calmant.

Quoique les rhumes de poitrine imitent quelquefois la pleurésie ou la péripneumonie , et
que ceux du cerveau soient accompagnés d'une
vive irritation, il ne faut pas , je le répète,
en conclure toujours que leur caractère soit
réellement inflammatoire : l'expérience m'a

convaincu qu'ils le sont dans notre climat , et notamment à Paris , bien plus rarement que ne le pensent beaucoup de médecins ; et j'ose même établir que le système de traitement le plus usité les perpétue au lieu de les guérir , et que bien loin d'en prévenir le retour , il y dispose le corps par l'augmentation de sensibilité générale , et par l'affaiblissement des fonctions de l'estomac et de l'organe extérieur , qui en sont l'inévitable résultat. Qu'on me pardonne de revenir plus d'une fois sur le même objet.

La sympathie directe, reconnue par Cullen entre le tissu cutané et le poumon, est réelle et constante ; mais elle n'est pas aussi particulière qu'il paraît le penser. La peau ne correspond pas seulement avec les organes de la respiration , elle est dans un état d'équilibre ou de contrebalancement continuel avec toutes les membranes muqueuses des narines , des sinus, de la bouche, de l'œsophage, de l'estomac, des intestins , de la vessie : ces différentes parties de l'organisation vivante semblent pouvoir se suppléer réciproquement , jusqu'à certain point, dans leurs fonctions ; elles partagent toujours les affections les unes des autres ; et sur-tout il y a des rapports constans d'action et de réaction entre toutes les membranes muqueuses et l'organe cutané. Mais ceux de l'estomac, soit avec lui, soit avec tout l'appareil pulmonaire, me paraissent les plus frappans. Quand la transpiration se dérange, l'estomac le ressent, pour ainsi dire, à l'instant même ; et quand la digestion stomachique se fait mal, la transpiration ne tarde pas à marcher elle-même avec irrégularité, c'est-à-dire qu'elle se transforme en sueurs débilitantes, ou diminue et se supprime presque entièrement. D'un autre côté, l'organe pulmonaire a des liaisons si étroites avec l'estomac, que les affections qui lui sont spécialement propres, comme la toux, la difficulté de la respiration, les douleurs même qui paraissent avoir leur siége dans l'espace qu'il occupe, dépendent moins souvent peut-être de son état particulier que de celui des diverses fonctions que l'estomac exécute, et notamment de la première digestion.

Dans presque tous les rhumes, les fonctions de l'estomac et celles de la peau sont,

pour l'ordinaire, également altérées. Assez souvent, c'est la transpiration répercutée qui affai-
blit la digestion stomachique ; mais bien plus
souvent encore l'affaiblissement de cette dernière avait déja, d'avance et peu-à-peu, dérangé la transpiration. Si donc il est nécessaire
dans les rhumes, de se vêtir un peu plus, de
se tenir un peu plus chaudement; il est bien
plus nécessaire encore d'observer à table un
régime sévère, et d'éviter soigneusement tout
ce qui peut augmenter l'énervation des forces
de l'estomac. J'ai connu des personnes qui,
d'après cette seule vue, guérissaient leurs rhumes en ne mangeant presque pas dans les premiers jours ; cela suffit en effet pour ceux qui
sont légers, et chez les sujets jeunes, sains, et
qui n'ont point de disposition catarrhale invé-
térée. Chez tous, la sobriété est d'une grande
importance ; et sans elle, la durée des rhumes
les plus simples peut se prolonger indéfiniment.

Je dois pourtant observer ici que certains
individus ont un appétit plus vif lorsqu'ils
sont enrhumés que dans l'état de santé parfaite ; il paraît même qu'en mangeant plus qu'à

l'ordinaire, ils digèrent pourtant bien, et que l'action de l'estomac est utile à la coction de leurs rhumes. Ces cas sont rares : ils sont analogues à ceux, où l'on voit l'action forte du cerveau provoquer et redoubler celle de l'estomac. J'ai connu un jeune médecin plein de talent, et sur-tout d'érudition, qui ne pouvait travailler qu'après un repas copieux. J'ai plusieurs fois entendu dire à M. Turgot, l'une des plus fortes têtes qui aient jamais existé, que le moment de la digestion était celui où il se sentait le plus capable d'une méditation profonde et de tous les travaux d'esprit. Or, il mangeait ordinairement beaucoup. Mais cette distraction des forces, qu'elle ait lieu dans l'état de maladie ou de santé (car il faut regarder l'action qui s'éxerce dans un organe malade, comme l'emploi le plus complet de toute son énergie vitale), cette distraction débilite d'autant plus la constitution, qu'elle est plus fréquente et plus prolongée ; et rien sur-tout n'use plus vîte et plus radicalement le systême nerveux. Le jeune médecin dont je viens de parler est mort, à peine âgé de trente ans, le poumon

farci de tubercules squirrheux ; et M. Turgot,
dans toute la vigueur de l'âge, le foie et le poumon remplis de calculs tophacés. Je crois devoir observer encore que les personnes chez
lesquelles plusieurs organes internes essentiels
s'excitent ainsi mutuellement, et entrent simul-
tanément en action, ont besoin d'un plus grand
exercice musculaire, pour diminuer l'effet de
ces vicieuses sympathies, et pour ramener immédiatement à l'extérieur une partie des forces
qui se concentrent dans l'organe le moins exci-
té : car c'est d'abord sur lui qu'agit la révul-
sion. Or, l'action de cet organe étant directement affaiblie par là, il s'ensuit bientôt que
ceux qui sont plus fortement excités perdent
indirectement toute la partie de leur action
qui n'est que sympathique ; et l'ordre naturel,
ou l'équilibre des fonctions, se rétablit alors de
lui-même, par degrés.

Quand le dérangement de l'estomac, qui
accompagne le rhume de poitrine ou de cerveau, n'est caractérisé que par le dégoût des
alimens, et qu'il n'y a point lieu de penser que
des restes de mauvaises digestions, des glaires

tenaces, ou des matières bilieuses importunent et fatiguent ce viscère , quelques grains d'ipécacuanha , ou quelques tasses d'eau légèrement émétisée , données à distances convenables , suffisent , en provoquant deux ou trois efforts de vomissement , pour ranimer la transpiration ; ou même , en excitant une douce sueur , pour emporter le rhume comme d'emblée; et quelques doses de thériaque , prises le soir en se couchant , en préviennent le retour.

Mais si des matières étrangères surchargent l'estomac, s'il est sur-tout englué de glaires catarrhales, on est obligé de recourir à des vomitifs plus forts, et souvent même de les réitérer. En général, les vomitifs sont plus utiles que les purgatifs dans les affections des membranes muqueuses; ils le sont particulièrement, malgré les théories boerrhaaviennes, dans les catarrhes du nez, de la gorge et du poumon (1): les purgatifs, au contraire, y sont presque toujours plus ou moins nuisibles, ainsi que les lavemens : car

(1) C'est Bordeu le père, et non Stoll, comme on le croit généralement, qui a le premier donné les vomitifs dans les esquinancies et dans les maladies aiguës du poumon.

les uns et les autres ont l'inconvénient grave de rappeler les mouvemens vers l'intérieur, et par conséquent, de déranger l'action de l'organe cutané, dont les sympathies étendues avec l'estomac et les intestins altèrent de plus en plus alors toutes les fonctions digestives. On remarque aussi qu'ils arrêtent ou troublent les coctions critiques. C'est peut-être par leur action révulsive vers les organes internes, qu'ils sont si rarement utiles dans le traitement des maladies hypocondriaques et vaporeuses. En effet, ces maladies dépendent, ou du moins sont presque toujours accompagnées, de concentrations sur différens viscères du bas-ventre ; or, les purgatifs, outre l'énervation qu'ils laissent après eux, augmentent cette direction non naturelle des mouvemens, et aggravent le sentiment d'angoisse et le désespoir dont les malheureux malades sont dans ce cas habituellement accablés.

Au reste, quand on est obligé de purger dans les affections catarrhales, il vaut mieux le faire avec l'eau émétisée, le kermès ou l'ipécacuanha, donnés à petites doses : car, de tous les

remèdes qui peuvent évacuer par bas, les vomitifs, et sur-tout les antimoniaux, employés
de manière à produire ce effet, sont ceux
qui débilitent le moins tout ce système : ils sont
aussi en même temps ceux qui dérangent le
moins la transpiration, par la faculté qu'ils
conservent encore alors, quoiqu'à un degré plus
faible, de reporter les mouvemens à l'extérieur.

Aussitôt qu'on est assuré que l'estomac et les
intestins sont libres de toute matière corrom-
pue, il faut donner des toniques. Ce temps
vient ordinairement beaucoup plutôt qu'on ne
pourrait le penser ; il arrive même assez souvent
que les signes d'embarras dans l'estomac et dans
tout le tube alimentaire disparaissent sans évacuation sensible, et que le régime nettoie la
langue plus utilement que ne l'eussent fait les
purgatifs.

Quant aux toniques généraux, les mieux appropriés sont le quinquina, la thériaque et les
baumes. Le soufre et ses préparations naturelles
ou artificielles, toniques directs du poumon,
conviennent mieux ordinairement dans les maladies chroniques de cet organe ; et l'on n'a

guère besoin de les employer à la suite des rhumes, que lorsqu'il est resté dans un état d'affaiblissement et d'excessive sensibilité.

Le premier de tous ces remèdes dans le traitement des affections catarrhales est sans doute le quinquina ; mais quand on ne l'a pas donné tout de suite, il faut attendre, pour le mettre en usage, que les crachats présentent quelques signes de coction. J'ai connu pourtant un homme qui l'administrait indistinctement dans tous les rhumes et à toutes leurs époques. Ce n'était point un médecin en titre ; mais ses grandes lumières comme physicien ne lui permettaient pas d'ignorer les lois et le jeu de l'économie animale, dont il avait appris ce qui pouvait être utile à la direction de sa propre santé : c'était Franklin. Je dois à la vérité de déclarer que je l'ai vu traiter ainsi toutes les personnes de sa famille et plusieurs de ses amis, et les guérir constamment en peu de jours. Cependant j'ai trouvé dans une pratique plus étendue, que l'emploi du quinquina demandait souvent beaucoup de précautions ; qu'il n'était utile chez un assez grand nombre de sujets que moyennant des modifications de différens genres; et qu'enfin, dans certains cas, il était absolument contre-indiqué. Chez les personnes sujettes à des concentrations intestinales, il est souvent suspect, et doit être associé à des opiatiques : dans ces circonstances, la thériaque réussit mieux. Lorsqu'il y a des obstructions au mésentère, au foie, et des dispositions bilieuses habituelles, les baumes, associés aux gommes fétides et à de petites doses d'extrait de pavot, sont préférables au quinquina : quelquefois même alors il produit de très-mauvais effets. Ainsi donc, quoique ce remède ne soit guère moins précieux dans le traitement des affections catarrhales que dans celui des fièvres intermittentes et de toutes les autres maladies périodiques, il faut des mains habiles et légères pour le manier avec succès; et il doit toujours être employé méthodiquement, et non d'une manière empirique ; mais j'affirme en même temps que lorsque nulle considération de la nature de celles dont je viens de parler ne le contre-indique, et lorsque l'estomac et les intestins sont bien nettoyés, il emporte presque toujours, comme par enchantement (1), les rhumes les plus opiniâtres, dont il ne reste, après son usage, qu'un léger enrouement qui se dissipe bientôt de lui-même.

Le bon effet du quinquina et de tous les autres toniques directs doit être souvent préparé par de petites dôses d'ipécacuanha, qui stimulent tout le canal alimentaire, et le débarrassent des matières corrompues ou nuisibles qu'il peut contenir. Chez les personnes délicates et mobiles, l'extrait dépouillé de sa résine, dit *ipécacuanha corrigé d'Helvétius*, est préférable à l'ipécacuanha en nature: il est moins sujet à pincer l'estomac et les intestins.

Je dois ajouter ici que les premières doses de quinquina purgent assez souvent : alors il prépare lui-même et assure l'utilité sans mélange de son action ; il faut en donner deux scrupules ou

______

(1) Il est vraisemblable que les phthisies dans lesquelles Morton et plusieurs autres médecins illustres ont obtenu de si grands effets du quinquina, étaient du genre des catarrhales, des scrophuleuses, ou dépendantes de la simple débilité du poumon, et qu'elles étaient peu avancées : car dans le dernier période de cette maladie, il est presque toujours nuisible.

un gros dans la journée : à dose plus faible, il agit plutôt comme excitant que comme tonique. C'est une particularité de ce puissant remède, qui pourtant ne lui est pas exclusivement propre, d'exciter les mouvemens à dose faible, et de les fixer, de les régler à dose plus forte. Pendant son usage, il faut garder un régime sévère, et faire de l'exercice. C'est encore une chose remarquée par les meilleurs observateurs, que le quinquina, dans toutes les circonstances auxquelles il est approprié, produit des effets d'autant plus sûrs, qu'un exercice modéré seconde son action : car, alors, bien loin de concentrer les mouvemens à l'intérieur (ce qu'il peut faire quelquefois lorsque cette direction leur est antérieurement imprimée), il les distribue d'une manière plus égale, les rend critiques, et produit souvent des évacuations par les sueurs, les urines ou les selles, qui complètent et constatent ses utiles effets.

On sait combien sont étendues les sympathies qui unissent la poitrine et tout l'appareil urinaire, y compris les organes de la génération liés avec lui par des rapports bien plus importans que ceux du voisinage. C'est peut-être parce que les balsamiques exercent une influence particulière sur les reins et sur la vessie, qu'ils produisent indirectement des effets si marqués sur le poumon. Dans plusieurs maladies de la poitrine ils sont d'une efficacité et d'une utilité remarquables : ils exigent seulement dans leur administration beaucoup de prudence et de sagacité; car ils deviennent toujours nuisibles dans les états inflammatoires , et presque toujours dans les derniers temps des consomptions idiopathiques. Il est certain qu'à différentes époques de la médecine on les a trop indiscrètement employés; les auteurs n'ont pas distingué assez nettement les cas où leur utilité est incontestable, de ceux où ils doivent nuire d'autant plus qu'ils ont produit des effets plus avantageux dans les premiers. Leur utilité se manifeste particulièrement dans les affections catarrhales dépendantes de la faiblesse du poumon , dans les rhumes prolongés , dans ceux qui tiennent à l'imperfection de la digestion stomachique , à l'irrégularité des fonctions de l'organe extérieur ; en un mot, toutes les fois qu'il s'agit de relever

le ton général , et sur-tout celui de l'organe
pulmonaire, vers lequel ils ne manquent jamais
de diriger leur action. Je les combine avec les
savonneux, à la manière de Boerrhaave , avec
la gomme ammoniaque (1), avec l'extrait aqueux
d'opium. Je n'ai jamais eu l'occasion d'observer
les heureux effets qu'on attribue à leur combi-
naison avec le soufre ; et j'avoue franchement
que les guérisons de phthisies à leur dernier
terme, opérées, dit-on, par le baume de Lu-
catel , ne me sont pas moins suspectes que
celles dont on fait honneur à l'antihectique de
Potérius.

Mais le soufre lui-même, épuré par la subli-
mation, et privé par le lavage de tout reste
d'acide , est un des plus grands remèdes qui
puissent être employés dans le traitement des
maladies de poitrine. Est-ce en stimulant sans
irritation l'estomac et les intestins , et en augmentant la transpiration cutanée ; est-ce par
une action directe sur l'organe pulmonaire, qu'il

(1) Quand on ne peut pas se procurer du véritable baume
de la Mecque, devenu très-rare, il faut employer le baume
sec du Pérou.

le fortifie, et lui imprime un sentiment, pour ainsi dire immédiat, de plus grande aisance? Il est peu nécessaire de se décider en faveur de l'une de ces deux opinions, ou de toute autre que la théorie pourrait suggérer. Mais quoi qu'il en soit de la cause ou du moyen, les effets sont constans; et je ne balance pas à regarder le soufre comme le tonique spécial du poumon. Ce qui me ferait penser qu'il agit sur lui d'une manière directe, c'est qu'employé en fumigations, il m'a paru conserver presque toute son efficacité. Je le fais fondre sans inflammation, et le malade en respire la vapeur. Le vase de fer qui le contient doit être d'autant moins échauffé que la sensibilité du poumon est plus grande. J'emploie aussi de la même manière les baumes naturels, et de préférence le benjoin. On les fait fondre de la même manière sur une pelle chauffée médiocrement : avec cette précaution l'odeur en est agréable, et n'irrite point la gorge. On renouvelle l'opération de temps en temps ; et le malade peut, autant que le médecin le juge à propos, vivre dans une atmosphère parfumée de cette bienfaisante vapeur.

Combiné avec l'hydrogène, le soufre est entraîné par ce gaz dans une transformation en fluide élastique aërien; et, sous cette forme, il se mêle facilement à l'eau. Les eaux hydrosulfurées, naturelles ou artificielles, manifestent une partie des propriétés du soufre : elles raniment les fonctions de l'organe cutané ; les sels que tiennent en dissolution celles que prépare la nature, augmentent leur action sur tout le système abdominal ; et la petite quantité de fer que quelques-unes contiennent en outre, rend leurs effets toniques plus durables et plus marqués ; mais c'est dans les dispositions catarrhales chroniques, et dans l'état habituel de faiblesse du poumon, soit idiopathique, soit secondaire et dépendant de celui des viscères du bas-ventre, qu'elles fournissent les plus puissans et les plus utiles secours.

On abuse étrangement aujourd'hui de l'opium, dans plusieurs parties de l'Europe, pour le traitement d'une grande quantité de maladies. Un système qui les ramène toutes à deux chefs, dont les caractères sont ou paraissent si faciles à saisir, ne pouvait manquer, indépendamment de ses vices fondamentaux comme théorie, d'introduire dans la pratique les plus funestes abus, en dispensant les médecins de presque toute observation (1). Mais il ne faut pas faire rejaillir sur ce remède le blâme mérité par quelques-uns de ceux qui l'emploient. L'opium est assurément un des plus efficaces et des plus utiles moyens que la nature ait fournis à la médecine : on produit par lui des effets qu'on ne pourrait obtenir d'aucune autre manière. Il est particulièrement utile dans les catarrhes aigus ou chroniques ; mais il a besoin d'être employé par un médecin prudent. Sydemham lui-même y fut trompé dans le traitement d'une fièvre catarrhale : cet immortel praticien avoue, avec sa candeur ordinaire, qu'il le donna trop tôt, ainsi que les toniques excitans auxquels il l'associait

---

(1) Tant que les praticiens observent attentivement, il importe peu qu'ils adoptent tel ou tel système. Tous les systêmes ont eu de bons praticiens ; mais ceux qui favorisent la paresse, trop naturelle à l'homme, et qui nourrissent cette présomption opiniâtre, que les idées générales, faciles à saisir, inspirent toujours à leurs adeptes; ceux-là sont très-dangereux, sur-tout dans un art qui ne se perfectionne que par l'étude attentive, et reprise cent fois, d'une foule d'objets particuliers.

ordinairement dans les cas analogues, avec beaucoup de jugement et de tact.

Peut-être cette heureuse association est-elle la véritable cause des étonnantes propriétés de la thériaque, qui, dans plusieurs maladies de la poitrine, et dans un plus grand nombre encore de maladies de l'estomac, ne peut être remplacée par aucun autre remède. En voyant la liste des drogues qui entrent dans la composition et la préparation sans méthode de ce remède, on ne peut que sourire de l'ignorance pharmaceutique qu'il suppose dans son premier auteur; et la théorie seule nous inspirerait pour son emploi le dédain le plus juste en apparence; mais au lit des malades, on ne tarde pas à changer d'opinion; et l'on est bien plus étonné des effets, véritablement admirables, que peuvent lui faire produire des mains habiles et expérimentées.

La thériaque est particulièrement utile à la fin des rhumes, quand l'appétit ne se réveille point, et que le sommeil est troublé par la toux; elle convient également toutes les fois que la durée des évacuations catarrhales tient à l'imperfection de la digestion stomachique, et qu'il s'agit tout ensemble d'achever la coction des crachats, d'en diminuer la quantité, et de ranimer la transpiration insensible.

Nous avons dit que les rhumes légers se guérissent ordinairement d'eux-mêmes, et qu'ils n'exigent que quelques petites précautions et beaucoup de sobriété. Quoique je sois très-éloigné de partager l'opinion des médecins qui regardent le vin comme une espèce de poison, j'ai constaté, par une suite nombreuse d'observations, qu'il est presque toujours nuisible dans les rhumes; les vins acides y produisent surtout de mauvais effets. Il est vraisemblable que c'est en augmentant la disposition à ce qu'on appelle les *aigreurs*, qui se manifeste alors dans l'estomac après les repas les moins copieux. Quand l'habitude a rendu le vin nécessaire à la digestion, il faut dans les rhumes préférer les vins amers ou sucrés, ou ceux qui contiennent beaucoup de parties extractives et d'esprit, sauf à les étendre les uns et les autres dans la quantité d'eau qu'ils peuvent exiger pour ne pas agir trop vivement sur le système nerveux.

Les rhumes violens méritent toujours de l'attention, particulièrement chez les personnes dont la poitrine est faible, qui digèrent imparfaitement, ou qui sont sujettes à des répercussions subites de la transpiration, à des engorgemens des glandes, à des douleurs rhumatismales et goutteuses. Chez les vieillards ils sont presque toujours graves, ou du moins menaçans : la moitié peut-être des personnes qui parviennent à un grand âge périssent de catarrhes opiniâtres ou négligés.

Le rhume a une odeur particulière, très-facile à reconnaître quand on l'a remarquée une fois, mais qu'il n'est pas plus possible de décrire que toute autre sensation directe. Dans les rhumes légers elle est faible ; elle est forte dans ceux qui sont violens. Les rhumes violens sont presque toujours contagieux ; ils paraissent l'être d'autant plus que leur odeur est plus vive et plus marquée. Je n'ignore pas qu'on refuse en général d'admettre le caractère contagieux des rhumes, mais une multitude d'observations ne me laissent aucun doute à ce sujet (1).

Au reste, la dyssenterie, qui n'est elle-même

____

(1) M. Chavassieu d'Audebert, qui a publié l'année dernière

6.

qu'une affection catarrhale des intestins, se pro-
page bien certainement par la contagion ; quand
l'irritation se trouve portée à un certain degré,
il suffit pour la contracter immédiatement, de
sentir de près l'odeur des déjections du malade ;
et j'observe que dans cette odeur, lorsque le
faible degré du mal permet qu'on la puisse
étudier assez attentivement, on retrouve, au
milieu de plusieurs autres odeurs qui la compliquent, celle du rhume, ou de l'affection catarrhale de la membrane muqueuse du nez, de
la gorge, etc. ; et j'ajoute que j'ai fait la même
remarque sur les urines des personnes attaquées
de catarrhes de la vessie ; j'ai cru y reconnaître
distinctement, à travers leur impression ammo-
niacale, cette même odeur particulière, dont
l'examen soigneux des rhumes m'avait donné la
première notion. Tout me porte même à penser
que les maladies contagieuses développent cette
propriété, par le moyen de particules odorantes
exhalées du foyer, et qui remplissent autour de
lui l'atmosphère, mais à des distances beaucoup

un bon écrit sur les effets de l'humidité, paraît être dans la
même persuasion.

plus petites qu'on ne le croit communément ; et ce qu'il y a de singulier, c'est que ces odeurs ne sont pas toujours très-désagréables, ou que du moins leur puanteur n'est aucunement proportionnelle à leur danger.

Ce n'est pas seulement l'haleine des malades, ce sont aussi les humeurs évacuées par les crachats, ou celles du nez qu'entraînent les éternuemens, qui font sur l'odorat une impression particulière ; mais cette dernière impression n'est pas la même que celle de l'haleine. Plus le rhume est violent, plus les humeurs sécrétées sont abondantes, âcres et tenues ; leur odeur est alors si remarquable, qu'elle frappe le malade lui-même. Si l'on présente au feu les linges qu'elles ont imbibés, il s'en exhale une vapeur comme sulfureuse, dont ils conservent encore la trace, même lorsqu'ils sont entièrement secs. J'ai connu des individus très-sujets aux rhumes, qui avaient appris à leurs dépens à distinguer ces odeurs, et qui fuyaient par instinct ceux qui leur en faisaient éprouver la plus fugitive impression. J'ai connu entre autres une femme d'une sensibilité très-vive, à qui le

voisinage d'une personne enrhumée communi-
quait aussitôt un léger sentiment de froid.

Nous avons déja dit que la saignée est moins
souvent qu'on ne le pense nécessaire dans les
affections catarrhales ; or , elle y est toujours
nuisible lorsqu'elle n'y est pas nécessaire. Quand
on croit devoir en faire usage, il faut l'employer
au début et sans délai ; mais soit qu'on l'ait jugée
convenable, soit qu'on ait rejeté ses indications,
si fréquemment équivoques alors , les vues du
médecin, passé les premiers temps, doivent se
tourner d'un autre côté.

On est en général très-occupé de diminuer
l'âcreté de la pituite, l'irritation de la toux (1),
les picotemens de la gorge ; et, pour cet objet,
on prodigue les locks huileux et mucilagineux,
les sucs de fruits doux épaissis , et les pâtes
amylacées ; mais tous ces moyens ont l'incon-

(1) La violence de la toux est , à la vérité , quelquefois si
grande , que la rupture des vaisseaux de la tête paraît inévitable ; et l'âcreté de la pituite excite de si vives convulsions
dans le larynx et dans tout le poumon, que les malades semblent près de périr suffoqués. J'en ai vu qui se levaient tout-à-
coup sur leur séant, et qui même s'élançaient de leur lit, pour
chercher à retrouver debout la respiration qui leur échappait.

vénient grave d'engluer et de fatiguer l'estomac, d'augmenter les aigreurs auxquelles il est alors si disposé; en un mot, leur usage, ainsi que celui des boissons adoucissantes, dont on abuse avec tant d'indiscrétion, ne m'a guère paru avoir d'autre effet que celui de retarder la coction des rhumes, et quelquefois de les renouveler : car je ne crains point d'assurer, contre l'opinion commune, que les boissons abondantes et tièdes sont toujours nuisibles dans les affections catarrhales, à moins qu'elles ne soient impérieusement exigées comme stimulant ou véhicule d'une sueur halitueuse et critique, que l'on croit devoir soutenir pendant quelque temps.

Mais un remède presque toujours utile, et sur lequel on est souvent obligé d'insister, ce sont les vomitifs. Dans les affections catarrhales opiniâtres, on y revient plusieurs fois avec succès. La coqueluche, qui est un catarrhe stomacal et convulsif, exige ordinairement leur répétition, à dose convenable pour produire le vomissement, et leur continuation pendant les intervalles, à la faible dose qui suffit pour exciter la nausée. Les vomitifs, les opiatiques, les toniques, composent le traitement de la coqueluche ; les incisifs les plus puissans, employés en Angleterre et en Allemagne, ne m'ont jamais paru nécessaires dans notre climat de Paris et de ses environs. Quoique des hommes dignes de confiance aient préconisé les grands effets des cantharides pour le traitement des coqueluches rebelles, je n'ai jamais osé, je l'avoue, en faire usage dans une maladie où prédomine le caractère convulsif. Les vésicatoires y conviennent quelquefois, mais c'est moins comme évacuans que par la propriété dont ils jouissent quand ils sont employés avec sagacité, de déplacer les spasmes, en établissant dans le système de nouveaux points d'irritation et de nouvelles directions de mouvemens (1).

Mais l'affection catarrhale dans laquelle les vésicatoires produisent les effets les plus prompts et les plus sûrs, est celle qui porte sur la gorge, soit que le larynx, ou le pharynx, ou tous les

---

(1) Dans le catarrhe stomachal, des médecins distingués disent avoir employé avec beaucoup de succès l'eau de chaux ; je n'en ai jamais fait usage dans ce cas.

deux à-la-fois , y soient intéressés ; c'est en un mot dans l'angine catarrhale. Dans l'angine inflammatoire, l'application des rubéfians externes n'est utile que lorsqu'on l'a fait précéder par les saignées convenables ; mais cette espèce est bien moins commune que ne le pensent beaucoup de personnes, qui prennent l'irritation et la rougeur du fond de la gorge pour des signes toujours certains d'inflammation. Le fait est qu'on guérit bien plus d'angines par les vomitifs que par les saignées, dont l'imprudente répétition a fait plus d'une fois dégénérer les aphtes en ulcères gangreneux. Dans les angines catarrhales, si les vomitifs n'emportent pas ou ne diminuent pas notablement l'embarras et la douleur, il faut sans tarder appliquer un ample vésicatoire sur le devant de la gorge. J'ai souvent employé ce moyen, et je puis en garantir l'efficacité. Quand la disposition catarrhale est profonde, on trouve quelquefois dans la cloche élevée par l'action des cantharides une quantité considérable de flocons glaireux, semblables à ceux que présente le pus incomplet fourni par les glandes en fonte et par les ulcères des scrofuleux : il est alors convenable d'entretenir la suppuration pendant deux ou trois jours ; mais hors ce cas, du moment que les cantharides ont produit leur effet, on peut panser la plaie superficielle avec le cérat, et hâter immédiatement sa guérison.

Lorsque dans le traitement des affections catarrhales de la poitrine on a lieu de croire qu'un rhumatisme déplacé les complique et les aggrave, il faut, si l'on ne juge pas la saignée nécessaire, se hâter d'appliquer le vésicatoire sur le point qu'occupe particulièrement la douleur ou l'oppression. Il est d'autant plus pressant de recourir à ce remède, que le malade est plus âgé ou d'une constitution plus faible : car s'il est jeune et fort, rarement peut-on se dispenser de la saignée ; et les applications révulsives, telles que celles de la moutarde et des autres irritans, aux pieds, doivent presque toujours alors précéder l'emploi des moyens de dérivation. Je vais citer un exemple du premier cas, parce qu'il présente une observation curieuse, également digne de l'attention des physiologistes et des praticiens.

Dans l'hiver de 1803 à 1804, pendant l'épidémie catarrhale qui le termina, je fus appelé pour un respectable vieillard, mon voisin à Auteuil. On me dit qu'il était dans le plus pressant danger : quoique je fusse malade moi-même, je me rendis chez lui sur-le-champ. Il avait eu, dans le précédent automne, une vive attaque de rhumatisme, et il en était incomplètement guéri. Je savais cette circonstance. En approchant de son lit je le trouvai dans un état d'oppression extrême : il pouvait à peine articuler ; son visage était abattu ; et le calme mélancolique et recueilli de ses yeux m'annonça qu'il attendait tranquillement sa fin. Il me dit d'une voix entrecoupée qu'il avait un poids de mille livres sur la poitrine ; qu'il la sentait pressée comme dans un étau. Son pouls était intermittent, sa respiration devenait stertoreuse, et faisait en sortant battre les ailes du nez. Je lui fis appliquer un immense vésicatoire sur la poitrine, et donner de petites doses de kermès dans une infusion de bouillon blanc. Le lendemain matin on me fit dire qu'il était beaucoup mieux, et qu'il avait dormi pour la première fois depuis plusieurs jours. Je n'en fus point étonné; mais voici ce qui parut remarquable au chirurgien qui le soignait conjointement avec moi : en ouvrant la cloche du vésicatoire qui occupait presque toute la partie antérieure de la poitrine, il la trouva remplie d'une gelée tremblante, de la consistance et de la couleur de celle de corne de cerf, et parfaitement semblable à celle que les vésicatoires font transsuder quelquefois des articulations attaquées de rhumatisme, ou de la cuisse et de la jambe dans l'*ischias nervosa*, traitée suivant la méthode de Cotumnius.

On rencontre quelquefois dans la pratique une espèce de disposition catarrhale de l'estomac qui mérite d'être observée et traitée avec beaucoup d'attention : elle est caractérisée par le vomissement d'une matière limpide et tenace, analogue à celle que les anciens ont décrite sous le nom de *pituite vitrée.* Cette matière est plus pesante que les simples glaires, mais elle est plongée dans un fluide écumeux et léger. L'un et l'autre sont à-peu-près sans goût et sans odeur pour le malade; ils n'ont pour l'observateur que l'odeur du suc gastrique, qui sans doute s'y trouve mêlé en quantité plus ou moins considérable. La présence de cette humeur dans l'estomac y produit, non des douleurs vives, mais un pénible sentiment de pesanteur et de froid; il est accompagné d'une toux sèche et légère, qui, par sa persistance, altère à la longue le poumon, et se termine par une véritable phthisie. Parvenue à ce terme, mon maître Dubrueil la traitait par des remèdes appropriés à son caractère primitif : il tenait le malade dans un état de nausée continuelle pendant plusieurs jours, au moyen de petites doses d'ipécacuanha fréquemment répétées; il le faisait ensuite vomir à plusieurs reprises, et complétait la curation par l'usage long-temps prolongé des eaux sulfureuses, et par l'exercice du cheval. Tel est le traitement par lequel il avait guéri plusieurs fois cette espèce particulière de phthisie, déja parvenue à son troisième période. Vraisemblablement c'est la même que le charlatan cité par Cullen guérissait en Ecosse par l'emploi réitéré des vomitifs.

Pour moi, je n'ai eu l'occasion de traiter que

la disposition catarrhale qui la prépare et la détermine, et je l'ai fait par la même méthode, avec un entier succès. Mais comme cette disposition est ordinairement très-opiniâtre, les malades ont été obligés de faire un long usage de bols où entrent l'ipécacuanha, la gomme ammoniaque, le baume sec du Pérou, et une petite quantité d'opium.

Mon desir et mon intention formelle de rendre cet écrit très-court, comme l'annonce son titre, m'a forcé d'en présenter les vues d'une manière sommaire, et d'écarter, avec le même soin qu'on pourrait mettre à les saisir, les développemens qui s'y présentent à chaque pas : je n'ai sur-tout fait qu'indiquer l'esprit des traitemens, et les remèdes particuliers qui m'ont paru y produire les effets les plus utiles et les plus sûrs, sans m'arrêter à tracer aucune de ces formules auxquelles le charlatanisme d'un côté et l'ignorance de l'autre attachent tant de prix. L'application de ces remèdes doit être toujours déterminée et dirigée par un médecin prudent. Selon moi, les ouvrages de pratique ne doivent être faits que pour les praticiens :

ceux qui ont pour objet de la mettre à la portée de tous les lecteurs ont causé des maux
infinis ; je n'en excepte pas même celui de
Tissot. Les personnes qui n'ont aucune con-
naissance de la médecine, et qui veulent se traiter elles-mêmes ou traiter les autres d'après des
livres, auraient souvent sujet de déplorer leur
dangereuse présomption si elles savaient toujours
en reconnaître les effets. Ce sont particulièrement les dames charitables, qui devraient bien
se dispenser d'administrer aux pauvres et aux
malades d'autres secours que ceux d'un meilleur bouillon, d'une meilleure chambre, d'un
meilleur lit. Le pauvre sain a besoin de travail ;
malade, il a besoin d'être tenu plus chaudement, plus proprement, et soutenu par une
nourriture plus restaurante et plus saine. Quand
on ne peut pas leur procurer un médecin ha-
bile, on doit, comme le dit Sydenham avec
toute l'autorité de son nom, se borner à les ali-
menter, et non prendre sur soi de les médi-
camenter.

Je n'entrerai donc point dans de plus grands
détails sur le traitement des différens cas dont

j'ai parlé ci-dessus : ce ne sont pas les formules qui manquent au praticien judicieux; ce sont les indications justes pour leur application dont il a souvent besoin.

Voulant éviter la répétition de ce qui se trouve par-tout dans les livres, il ne me reste maintenant qu'à indiquer le régime préservatif, qui me paraît convenir le mieux dans les dispositions catarrhales : c'est ce que je vais faire encore en peu de mots.

Les dispositions catarrhales sont quelquefois héréditaires : on les voit se reproduire dans la même famille, et se caractériser par les mêmes phénomènes, jusqu'à la troisième et à la quatrième génération. Elles semblent en quelque sorte naturelles aux enfans : des digestions incomplètes engendrent cette grande quantité d'humeurs muqueuses dont tous leurs organes sont comme imbibés. Les vieillards sont tourmentés de pituites gutturales, de rhumes et de fluxions : ils meurent souvent étouffés par des catarrhes aigus ou chroniques, dont le principe vivant n'a pas chez eux la force de cuire et d'évacuer la matière. Dans l'âge consistant, les dispositions catarrhales dépendent ordinairement de la faiblesse des digestions, de l'inertie de la bile, du défaut d'énergie, ou de l'irrégularité qui s'est introduite dans les fonctions de l'organe extérieur. Rien ne les produit aussi directement et ne les entretient d'une manière aussi efficace que la répercussion fréquente de la transpiration insensible.

Les dispositions catarrhales sont plus ou moins graves, suivant l'âge de l'individu, son tempérament et l'état de ses organes, surtout de ceux de la poitrine. Chez les enfans, la propreté, l'attention à tenir leurs berceaux et leurs lits bien secs, à ne point leur donner d'alimens visqueux, et de temps en temps quelques petites doses de sirop d'ipécacuanha et de quinquina, suffisent pour remédier à cette inertie glaireuse qui se manifeste dans leurs humeurs. Les rhumes les plus simples des vieillards ont toujours besoin d'être attentivement surveillés. Dans l'âge consistant, les catarrhes, même les plus violens, ne deviennent guère immédiatement dangereux que par leur complication avec des fièvres graves ; mais leurs suites n'en sont pas moins souvent funestes, par la nature des maladies qu'ils déterminent et laissent après eux.

Pour combattre utilement les dispositions
catarrhales, il faut avant tout maintenir dans
leur action naturelle les forces de l'estomac,
et corriger les vices des digestions par les
moyens appropriés aux diverses circonstances ;
il faut soutenir la transpiration insensible , et
solliciter presque habituellement l'action de
l'organe cutané, soit par les gilets de flanelle,
soit par des frictions sèches faites sur tout le
corps, soit enfin par un exercice doux, ce qui
vaut encore bien mieux. Les sujets faibles doivent avoir soin d'être suffisamment vêtus, surtout aux approches et à la fin de l'hiver. Ils
doivent se garantir particulièrement des froids
humides. Sydenham avait bien raison de regarder les froids de l'automne et du printemps
comme très - pernicieux , et d'assurer que le
glaive faisait périr moins de monde que la
paresse à prendre, et sur-tout la précipitation à
quitter, les habits d'hiver. Il est indispensable,
malgré l'opinion de Jean-Jacques, de bien

couvrir les enfans : on n'habitue jamais au froid ceux qui sont nés faibles, en les y exposant presque nus, comme je l'ai vu faire par quelques parens à idées systématiques ; et les enfans les plus forts ont eux-mêmes besoin d'être suffisamment couverts quand ils ne sont pas en mouvement. Dans l'éducation physique d'Emile, il y a d'excellentes choses : mais il y a des erreurs dangereuses que le respect justement attaché au nom de l'auteur ne doit pas nous empêcher de relever. Je mettrais encore de ce nombre, son opinion sur l'usage de la viande et du vin, dont sans doute les enfans vigoureux peuvent se passer ; mais qui le plus souvent, et je l'atteste après un nombre infini d'observations, tient lieu de tous les toniques les mieux indiqués. Il est particulièrement utile chez la plupart des enfans plus faibles, soit pour hâter le développement de leurs forces naissantes et modérer leur excessive mobilité, soit pour retarder l'explosion précoce et funeste de leurs facultés intellectuelles et morales, qu'il faut s'efforcer de retenir dans l'enfance, jusqu'au temps de leur véritable maturité.

7.

On connaît l'influence qu'exercent les uns sur les autres les organes de la génération et ceux de la poitrine ; c'est dans le temps de la plus grande activité des uns, que les autres sont le plus exposés à certaines maladies particulières, et que ces maladies sont le plus dangereuses. Dans la jeunesse, la phthisie pulmonaire, c'est-à-dire plusieurs de ses variétés, sont bien plus menaçantes, et leur cours est bien plus rapide qu'à aucune autre époque de la vie.

D'un autre côté, le systême lymphatique exerce sur le systême pulmonaire une action très-étendue et très-marquée. Les affections des glandes influent toujours plus ou moins sur celles du poumon ; et dans les derniers temps de la phthisie, l'état de fonte du poumon se fait ressentir au systême glandulaire, jusqu'au point d'occasionner quelquefois de vrais bubons, sans qu'il y ait eu précédemment aucun symptôme vénérien.

Ainsi donc, c'est dans la jeunesse ; c'est aussi lorsque le systême lymphatique ou glandulaire présente des signes d'affaiblissement dans ses fonctions; c'est sur-tout lorsque cet affaiblissement se manifeste par des éruptions susceptibles d'être facilement répercutées, qu'il faut surveiller attentivement les dispositions catarrhales chroniques; car si leur durée et la répétition des rhumes altèrent infailliblement les forces du poumon et précipitent la mort chez les vieillards, elles peuvent à chaque instant, et d'une manière très-rapide, se transformer en phthisie chez les jeunes gens. L'usage des eaux sulfureuses et l'exercice du cheval sont les moyens les plus efficaces de prévenir ce funeste changement. On peut aussi quelquefois employer des fondans doux, pour évacuer les glaires de l'estomac, ranimer la transpiration, et hâter la coction des rhumes légers; mais, je le répète, la sobriété, dans ce cas, comme dans beaucoup d'autres, est une précaution qui remplit souvent toutes les vues, et sans laquelle on emploierait envain les remèdes les plus puissans.

Les praticiens observent que la pthtisie laryngée ou trachéale, si rare autrefois que la première description exacte en a été faite par

Morgagni (1), est maintenant très-commune, et le devient chaque jour de plus en plus. Je ne fais pas difficulté de l'attribuer à l'audacieuse imprudence avec laquelle les charlatans et les médicastres emploient les préparations mercurielles salines, sur-tout celle qui porte le nom de *sublimé corrosif* (muriate suroxigéné de mercure). D'ailleurs, cette maladie étant contagieuse, même dans les premiers temps, elle doit se propager avec une promptitude et une facilité funestes, dont il est inutile d'expliquer les raisons.

Bien loin que la phthisie trachéale soit particulièrement propre à la jeunesse, comme plusieurs autres espèces de consomption pulmonaire, il paraît au contraire qu'elle attaque plus fréquemment les personnes d'un âge mûr ; et qu'elle est d'autant plus dangereuse, qu'elle parcourt d'autant plus rapidement ses périodes, que le malade est plus avancé en âge. En général, cependant, elle s'annonce long-temps d'avance, et sa marche est tardive ; quelques-

(1) Il paraît néanmoins qu'elle a été connue des anciens, notamment d'Hippocrate et d'Aëtius.

uns même de ses symptômes, tel que l'altéra-
tion de la voix et les aphtes, qui ne se montrent
que dans les derniers temps des autres phthisies,
la précèdent d'un intervalle de temps assez
long pour qu'on puisse la prévenir, ou du
moins la combattre avec succès. Mais elle est
sujette à des rechutes; et il est assez rare qu'on
la guérisse radicalement. J'ai connu un vieillard
de quatre-vingt-dix ans, qui, dans le cours
de sa vie, en avait eu plusieurs attaques menaçantes, et qui toujours en avait arrêté les
progrès par le seul emploi de la fleur de soufre.
Il usait souvent de ce remède dans sa dernière
vieillesse, par une sorte de reconnaissance; et
pour combattre la disposition catarrhale qui lui
en était restée, il alternait ce remède, tantôt
avec l'opium, et tantôt avec le quinquina. L'o-
pium, à dose faible, prévenait les assoupissemens
profonds auxquels il était sujet et qu'il regardait
comme dangereux. J'ai fait depuis la même
remarque sur d'autres vieillards : la transpiration se répercute facilement chez eux; et leurs
habitudes catarrhales empêchent que l'organe
extérieur ne conserve, dans ce déclin des forces

internes , son énergie et son activité. Or, le dérangement des fonctions de cet organe porte en général au sommeil, comme si la nature , par un calcul sage, provoquait alors à dessein celle de ses fonctions qui ramollit directement la peau et ramène au-dehors les mouvemens concentrés vers l'intérieur. Les assoupissemens des vieillards tiennent donc fréquemment à des répercussions subites, ou à des vices de la transpiration ; et l'opium reveille alors l'individu en le ranimant : ce qui du reste n'a point de rapport avec le trait souvent cité de Rivière ; car ce médecin ne réveilla son malade, au moyen de l'opium, que parce que le remède opéra comme fébrifuge, et coupa l'accès d'une fièvre pernicieuse qui causait l'assoupissement.

Morgagni conseillait, dans les menaces de phthisie trachéale ou laryngée, de garder la chambre, d'y respirer constamment des vapeurs balsamiques, et d'user à l'intérieur de pastilles composées avec les baumes qu'il faisait dissoudre et empâter dans quelque matière mucilagineuse. Les fumigations et l'usage interne des baumes sont très-utiles alors : mais il n'en est pas de même de la privation d'exercice et d'air frais ; elle y est au contraire fort nuisible. Ce qui m'a constamment réussi le mieux dans le traitement de cette maladie, c'est (outre l'emploi des balsamiques sous différentes formes) l'application d'un vésicatoire volant à la partie antérieure du cou, les sucs des plantes crucifères ou tétradynames, les eaux sulfureuses, et l'exercice du cheval.

Les aphtes sont une maladie propre aux membranes muqueuses (1) ; ils accompagnent plusieurs de celles dont nous venons de parler, mais ils n'exigent de soins particuliers que lors qu'ils sont ou menacent de devenir gangreneux. En général, ils suivent le sort de la maladie principale dont ils dépendent : ils sont quelque-

---

(1) Les aphtes paraissent être une dégénération particulière du tissu de ces membranes : ils ne sont dangereux par eux-mêmes que lorsqu'ils sont nombreux et serrés. Alors ils interrompent quelquefois toutes les fonctions digestives, et dégénèrent par l'affaiblissement de l'individu. On les traitait autrefois, ainsi que les maux de gorge, dont ils sont si souvent une complication, par la méthode astringente et répercussive. Cette méthode est en général suspecte, et plus d'une fois elle a produit les effets les plus fâcheux. Sebastianus Näsius, cité par Barthez, en rapporte un exemple frappant.

fois le symptôme dominant d'une fièvre très-dangereuse. (Voyez les dissertations de Kettelaër et de M. Auvity sur ce sujet.)

On s'attend peut-être à trouver ici quelques remarques sur l'asthme et sur le catarrhe suffoquant ou férin, mais ni l'un ni l'autre n'appartient aux affections catarrhales : l'un par son caractère périodique, et tous deux par leur nature convulsive, doivent être rapportés aux maladies de l'organe nerveux. Pour dire des choses un peu satisfaisantes sur cette matière, il faudrait entrer dans un nouveau système d'idées ; il faudrait sur-tout pouvoir le faire avec quelque étendue : et j'ai déja passé les bornes que je m'étais imposées en commençant cet écrit.

Je le termine donc, en faisant de sincères vœux pour que sa lecture puisse être de quelque utilité. Au milieu de tant de livres qui glacent d'effroi les plus intrépides lecteurs, ce but est le seul qui puisse faire prendre encore la plume à un homme sensé : et quand on n'a, comme moi, que peu à dire, on doit le faire en peu de mots.

FIN.